神奇的
淋巴循环减肥法

〔韩〕裴恩贞　著

马君华　译

天津出版传媒集团

◆ 天津科技翻译出版有限公司

著作权合同登记号：图字：02-2016-238

图书在版编目(CIP)数据

神奇的淋巴循环减肥法／(韩)裴恩贞著；马君华
译.—天津:天津科技翻译出版有限公司,2020.11
ISBN 978-7-5433-4032-9

Ⅰ.①神… Ⅱ.①裴… ②马… Ⅲ.①减肥-基本知
识 Ⅳ.①R161

中国版本图书馆 CIP 数据核字(2020)第 121909 号

神奇的淋巴循环减肥法

SHENQI DE LINBA XUNHUAN JIANFEI FA

授权单位:HEALTH CHOSUN CO.,LTD.
出　　版:天津科技翻译出版有限公司
出 版 人:刘子媛
地　　址:天津市南开区白堤路 244 号
邮政编码:300192
电　　话:(022)87894896
传　　真:(022)87895650
网　　址:www.tsttpc.com
印　　刷:天津海顺印业包装有限公司分公司
发　　行:全国新华书店
版本记录:710mm×1000mm　16 开本　11 印张　200 千字
　　　　　2020 年 11 月第 1 版　2020 年 11 月第 1 次印刷
　　　　　定价:55.00 元

(如发现印装问题,可与出版社调换)

序言

通过淋巴循环减肥法
塑造最完美的自己

　　最近"淋巴"一词频繁地出现在媒体上,随着媒体的介绍而渐渐为人们所熟知。越来越多的人开始意识到淋巴的重要性。但事实上,对于普通人来说,淋巴仍旧是一个比较陌生的话题。其主要原因是,没有人简单明了地阐释淋巴是什么以及它是如何循环的。本书介绍了促进淋巴循环运动、淋巴按摩和淋巴体操,每个人在家中都能轻松地跟着一起做。不会太累,也不会占用很多时间哦!只要跟着锻炼一次,就会为它带来的效果感到吃惊,也能通过亲身感受体会到淋巴循环的过程。

　　淋巴与我们体内细胞、神经、肌肉和血液的活动息息相关。淋巴减肥法是美容的关键词,它能促进淋巴循环,帮助我们瘦身,重获美丽肌肤。淋巴减肥法也是许多名人选择的健康有效的瘦身运动。

　　淋巴液像血液一样在全身循环,承担着身体内的各项工作。淋巴液循环于我们身体的各个角落,清除代谢废

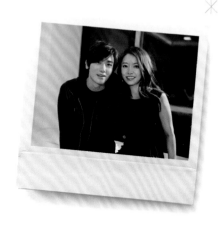

物，杀灭有害细菌，还可以帮助我们取得减肥美肤的效果，甚至能够预防疾病，可谓一举多得。但是，若淋巴循环不理想，无论怎么节食都无法瘦身。不但如此，身体各个部位还会堆积代谢废物，造成身体水肿和免疫力降低，甚至会影响心理健康。

血液由心脏泵出，而淋巴与之不同，它并没有单独的器官发挥"泵"的作用。淋巴液的流动仅仅依靠呼吸产生的压力、淋巴管周围的脏器和肌肉的运动来实现。本书中介绍的动作能够帮助放松僵硬的骨骼肌肉和凝滞不通的脏器，为淋巴打开通路，进而让我们享受淋巴循环所带来的惊人效果。

朋友们，如果你梦想拥有纤细迷人的身材，年轻紧绷的皮肤，不要犹豫，马上开始吧！每个人都能尽情享受这魔法一般的效果。

目 录

PART 1

激活全身线条

清除代谢废物的
淋巴循环运动

PART 2

打造童颜面容

效果堪比整形的
面部淋巴按摩

PART 3

✳

治愈和修复全身

消除疲劳、不适和疼
痛的按摩法

PART 4

✳

获得身心健康

不用服药便能平
稳身心的淋巴循
环运动

我们的体内存在两种管道,分别是流动着血液的血管和流动着淋巴液的淋巴管。淋巴液循环于全身,清除代谢废物,消灭有害细菌。淋巴循环是减肥的核心,它和皮肤的健康与衰老息息相关。淋巴这个"多面手"还可以预防疾病。护理好淋巴,好身材、好皮肤、好心情,都能同时拥有。让我们一起来看看淋巴循环惊人的效果及其作用原理吧。

淋巴循环的惊人效果

塑造纤细线条

我们体内的血管和淋巴管如同两张交织的大网,氧气、二氧化碳、营养物质、代谢废物和细菌往来其间。细胞通过动脉吸收氧气和营养物质,排出二氧化碳和各种残留物。残留物会流入静脉排出体外,其中一部分通过淋巴吸收后堆积在体内。若代谢废物不能排出,则会堆积在体内造成局部严重的肿胀,最终变成多余脂肪。畅通的淋巴循环有助于代谢废物排出。如果无论怎么努力节食、拼命运动都不能减轻体重,究其原因,可能是没有调理好淋巴液的循环。

面部洁净透亮

淋巴与皮肤存在直接的关联。如果面部的代谢废物不能正常排出,面部会出现暗沉、水肿和青春痘等皮肤问题。畅通的淋巴循环能够快速排出面部堆积的代谢废物,改善血液循环,表层皮肤直至深层皮肤都会变得透亮光洁。

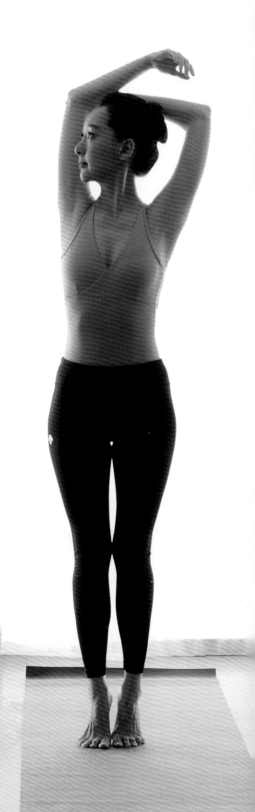

改善免疫力

免疫功能是淋巴的主要功能之一。我们的身体无时无刻不在承受着病毒和细菌的侵袭。淋巴液可以过滤身体组织和脏器等产生的代谢废物，产生淋巴细胞，消除入侵到体内的病毒和细菌。淋巴会吸收毛细血管无法吸收的体液并运输到心脏，维持体液的平衡，它还会回收血管内的营养物质，在肠道内，淋巴可以吸收和运输脂肪。淋巴结肿大说明淋巴细胞正在抗击病毒和细菌的入侵。

安神更幸福

精神健康同自主神经密切相关。自主神经由交感神经与副交感神经构成，如果两者不能保持平衡，就会出现不安、抑郁等症状。淋巴结受自主神经支配，因此可以通过刺激淋巴结来调节自主神经。舒散紧绷的肌肉，促进淋巴循环畅通，可以使自主神经保持平衡，取得安神的效果。

另外，90%的血清素都是由肠道分泌的，它又被称作"幸福激素"。舒散腹部和背部肌肉，可以活跃肠道功能，促进淋巴液流动，血清素的分泌因此得到激活，人变得更积极，心情也更舒畅。

血液由心脏泵出,而淋巴并没有单独的器官起到"泵"的作用,淋巴液的流动是依靠淋巴管周围脏器和肌肉的运动来实现的。淋巴管的力量弱小,如果脱离周围组织的帮助很容易发生堵塞。为了防止淋巴阻塞,必须让淋巴管保持活跃的收缩-扩张循环活动,只要理解了这一点,任何人都可以轻松获得理想的身材。若淋巴处于堵塞的状态,无论怎么节食和运动,身体水肿、脂肪堆积和全身疼痛的症状还是会存在。淋巴液流动不畅时,身体会出现哪些症状呢?

堵塞的淋巴,堵塞的人生

身体水肿、肥胖

淋巴阻塞可造成组织液回收迟缓,本应进入淋巴管的代谢废物和剩余水分停留在皮下组织,造成身体水肿。另外,淋巴液内的中性脂肪会堆积在身体各处,附着在内脏上造成肥胖,使人腿脚变得沉重。代谢废物的持续堆积会造成周围肌肉、脏器受到压迫,出现疼痛症状,甚至造成功能障碍。

免疫力下降

淋巴循环不畅可造成免疫力下降,身体无法对抗病毒,很容易出现感冒症状。不仅如此,淋巴阻塞造成局部水肿,无法正常"搬运"毒素。如果情况持续恶化,用手都能触摸到硬块,可能会演变为多种疾病。

脏器功能下降

淋巴系统的80%分布在脏器。在这里,淋巴会接收并排出毒素、有害物质、代谢废物,以及细胞循环过程中产生的癌细胞等物质。

但是,淋巴液因含有较多油脂所以流动缓慢,再加上淋巴液流动要靠脏器和肌肉的运动来实现,脏器运动能力弱或肌肉僵硬时,淋巴的循环难以实现。脏器周围淋巴阻塞可导致代谢废物的堆积,也可影响周围其他脏器。胃周围的淋巴发生堵塞时,胆汁分泌等功能受到阻碍,消化能力下降,未能消化的毒性物质流入,可造成水肿、发炎,还可能引发从未有过的食物过敏反应。

痣和皱纹出现

面部或颈部的淋巴出现阻塞可导致血液循环不畅,皮肤细胞所需要的氧气、营养素和水分等不能完全运送到位。若皮肤代谢出现问题,造成色素沉积,痣和皱纹相继出现,皮肤弹性随之下降。

妇科疾病出现

下腹部的淋巴结阻塞可造成子宫和卵巢等生殖器官功能的减退,雌激素分泌的减少引起激素平衡失调。其可导致生理痛和更年期症状等生殖系统疾病的发生或症状的恶化。

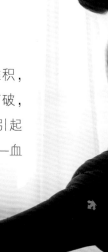

抗压能力低

淋巴阻塞时,身体内的代谢废物堆积,身体很容易疲劳,自主神经的平衡被打破,很容易感受到压力。运动不足等又会引起淋巴液流动不畅,控制感情的激素——血清素分泌减少,情绪变得不稳定。

人体主要的淋巴结

淋巴发源于手脚末端，通过细小的淋巴管贯穿全身，最终通过锁骨下方的锁骨下静脉汇入心脏。淋巴管跟随着血管,如同一张大网覆盖于全身,淋巴管的交汇处有一个个黄豆大小的淋巴结。淋巴结分布于全身，在耳下、颈部、锁骨、腋下、腹部、腹股沟和腘窝的分布尤为密集。

腮腺淋巴结

其在耳朵下方，汇聚面部的淋巴。

颈部淋巴结

其在颈部两侧，是面部、头皮、鼻孔和咽喉淋巴流经的通道。

锁骨淋巴结

其位于锁骨上方的凹陷处。流经全身的淋巴液在进入心脏之前都会最终汇聚在此处，它是最重要的淋巴结。

腋下淋巴结(腋窝淋巴结)

其位于腋窝之下,汇聚腋窝、胸部和上腹部的淋巴。

腹部淋巴结

其位于肚脐附近，汇聚下腹部脏器的淋巴。

腹股沟淋巴结(鼠蹊部淋巴结)

其位于大腿内侧，是下体的主要淋巴结，汇聚大腿和下腹部的淋巴。

腘窝淋巴结(膝窝淋巴结)

其位于膝盖后侧。脚踝至膝部的淋巴汇聚于此。

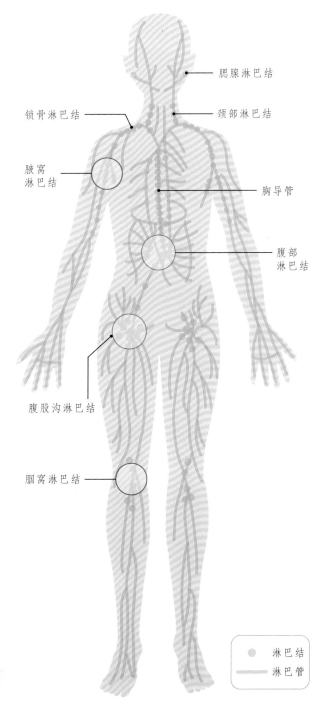

腮腺淋巴结

锁骨淋巴结

颈部淋巴结

腋窝淋巴结

胸导管

腹部淋巴结

腹股沟淋巴结

腘窝淋巴结

淋巴结
淋巴管

提升淋巴减肥效果的 5 个要点

我们体内的肌肉对淋巴液流动有着重要的作用，肌肉太少会使淋巴液流动速度减缓甚至停滞下来；肌肉太多又会挤压淋巴管，阻碍淋巴液的流动。脏器不适，不能正常蠕动，同样会造成周围淋巴液无法正常流动。骨骼也会对淋巴循环造成影响。骨骼不适时，周围肌肉也会受到影响，脏器、淋巴管和血管都会受到压迫。淋巴减肥法能舒散筋骨，促进淋巴循环，让我们一起来了解一下它的要点吧！

1.慢慢进行

只有慢慢地、轻柔地运动，淋巴液才能持续顺畅地流动。

2.饭后 1 小时进行

如果饭后马上运动，本应流向胃部的血液就会流向肌肉，引起消化不良。

3.根据个人状态

坚持固然重要，勉强自己反而会起到反作用。疲惫时可以休息或减少运动的次数。

4.充分补水

运动后一定要喝水。随着体内水分的减少，体液浓度会增大，反而会造成淋巴阻塞。

5.锗肌肉贴疗法

锗可以放松僵硬的肌肉，将代谢废物打碎，避免其堆积在体内。将粘有锗石颗粒的胶布贴在淋巴聚集的部位吧！

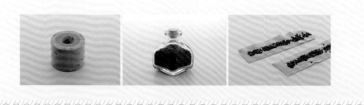

PART

1

※ **激活全身线条**

清除代谢废物的
淋巴循环运动

塑造光滑手臂，轻松驾驭无袖装

舒散肩部三角肌

肩部最外侧，放肩垫的位置就是三角肌。三角肌僵硬会造成淋巴流动不畅，肌肉肿胀，小臂变粗。所以，我们首先要舒散三角肌。

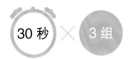

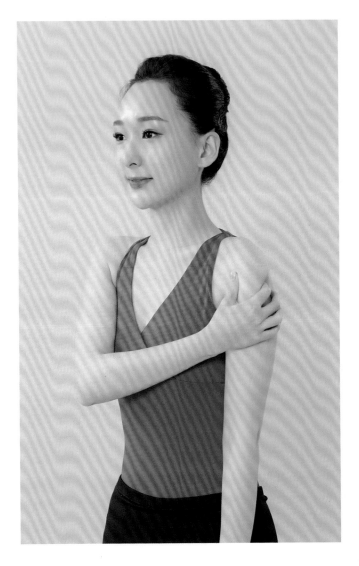

1 肩部与肘部之间，从上端起 1/3 处是三角肌。用拇指和食指牢牢抓住这里进行拉扯，使僵硬的肌肉得到放松。

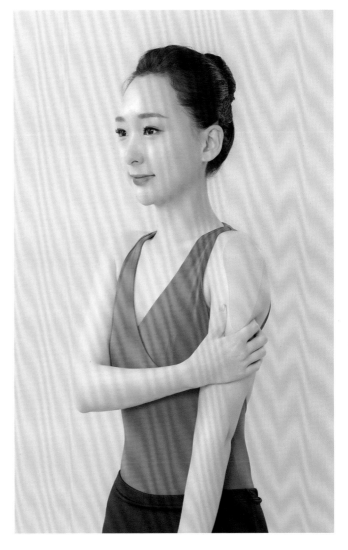

TIP

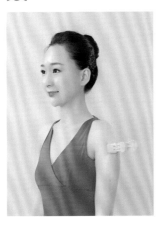

用夹子夹住三角肌
5~10分钟，可以获得同
样效果。

2 一点点移动位置，整个三角肌部分都要进行拉扯。左右各做30秒。

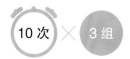

舒散腋窝

位于腋下的腋窝淋巴结堵塞时,代谢废物无法排出而堆积在小臂,小臂一点点变粗。轻柔地舒散腋下聚集的肌肉,随着淋巴液流动的改善,代谢废物逐渐排出,小臂自然而然地变瘦。

10次 × **3组**

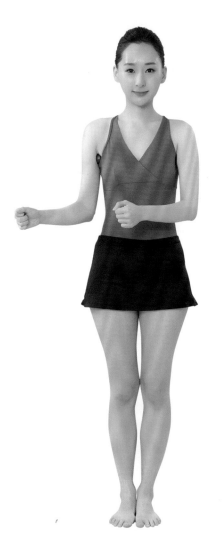
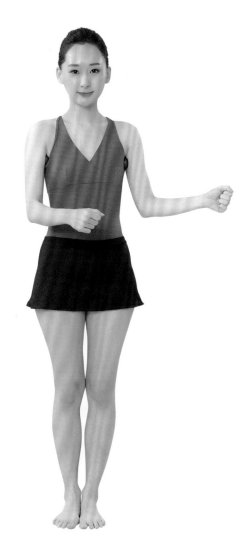

1 两侧腋下各夹一个高尔夫球,双臂弯曲呈直角,向左右两个方向各摆动 10 次。

TIP

用锗球代替高尔夫球可以获得更明显的效果。锗可以放松僵硬的肌肉，有效地打碎并排出代谢废物。

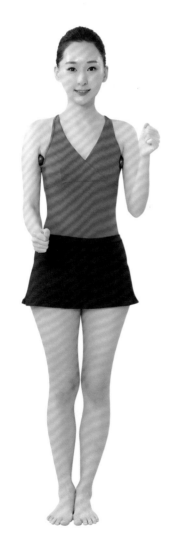
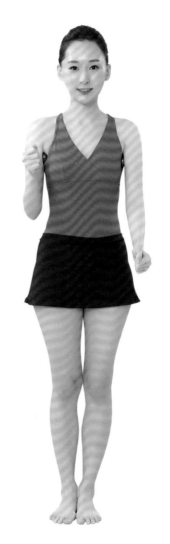

2 双臂上下摆动 10 次。做这个动作时，身体不能移动。

塑造楚楚动人的肩线

舒散颈部肌肉

胸锁乳突肌对颈椎起到支撑作用，如果它变得僵硬，会阻碍淋巴液向颈部流动，代谢废物堆积下来会导致肩部肿胀发胖。舒散胸锁乳突肌，接着再舒散耸起的斜方肌，就能塑造出楚楚动人的肩线。

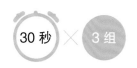

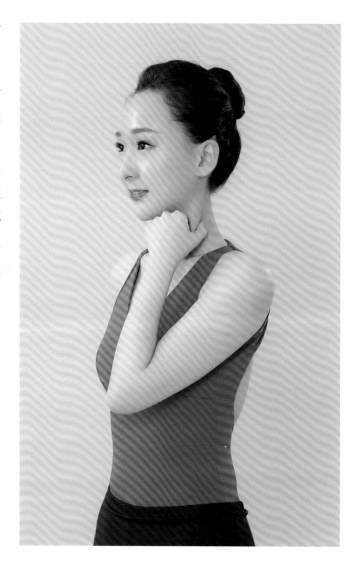

1 耳后与颈部前侧之间倾斜延伸的肌肉是胸锁乳突肌，用拇指和食指紧紧抓住这一位置进行拉扯，稍稍用力，使肌肉有微轻疼痛感。

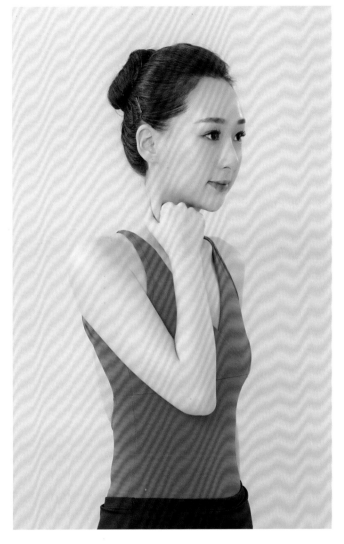

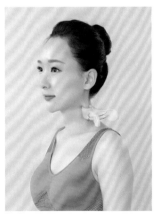

用夹子夹住胸锁乳突肌 5 分钟可以获得同样的效果。

2 一点点移动位置，整个胸锁乳突肌部分都要进行拉扯。左右各做 30 秒。

舒散手指

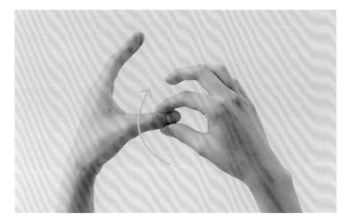

10次 × 3组

手指与肩部通过骨骼、肌肉和神经连接,给予手指刺激使其放松,能够有效地改善淋巴循环。尤其是指甲的根部,这里有很多重要的穴位,用手指按压会取得不错的效果。

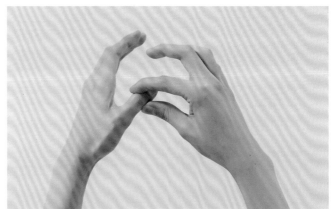

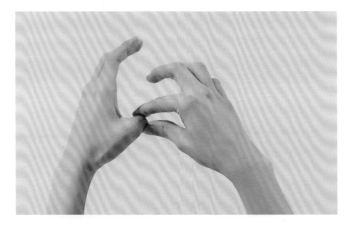

1 捏住拇指关节,朝着食指方向转动10次。这时,被捏住的拇指要完全放松。

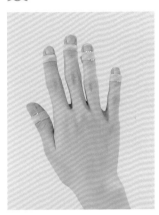

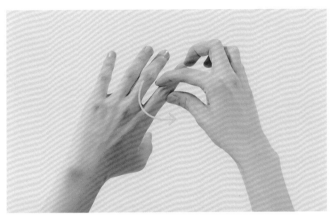

指甲根部有一条线，找到这条线下面一点的位置，用粘有伊利石的胶布裹住 10 根手指的这个位置，裹半天的时间。伊利石可以吸收代谢废物，释放红外线，起到放松肌肉的作用。

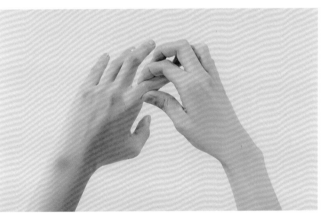

2 捏住食指关节朝拇指方向旋转 10 次，中指、无名指和小指也用同样方法各旋转 10 次。

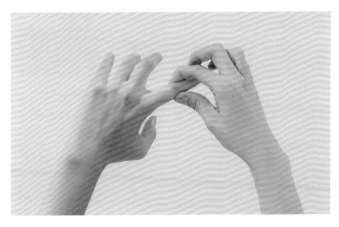

激活隐藏的锁骨

放松锁骨

僵硬的锁骨会使其下方的淋巴结受到压迫，代谢废物堆积后长出赘肉。而且,若骨骼僵硬，包裹骨骼的骨膜也会变得僵硬，进而肿胀发胖。请放松骨膜改善淋巴液的流动。

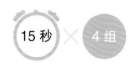

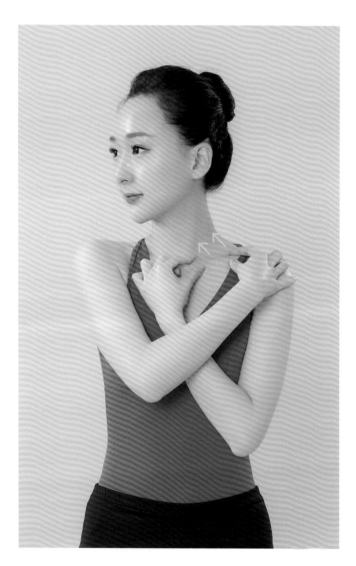

1 双手交叉捏住左侧锁骨的两端，向中间推的同时往颈部方向提拉。这一动作可以有效地放松包裹着锁骨的骨膜。

16

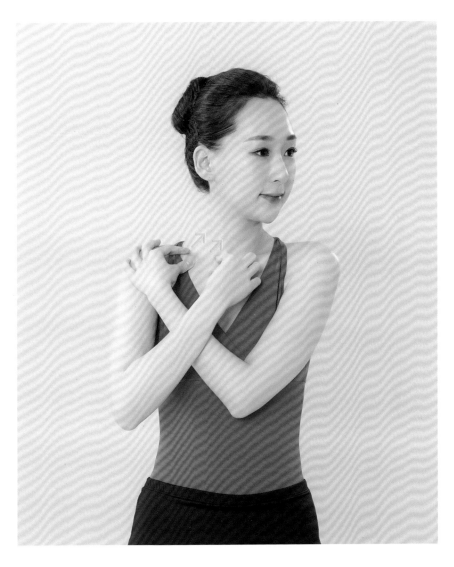

2　双手交叉捏住右侧锁骨的两端，向中间推的同时往颈部方向提拉。左右各做 15 秒。

拉长锁骨线

放松锁骨能够促进代谢废物的排出，消除赘肉，让隐藏的锁骨重现。

3 组

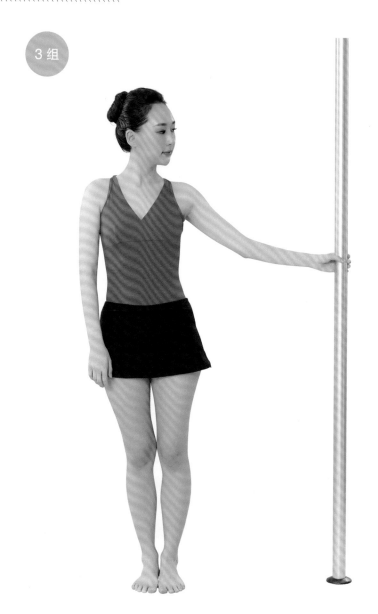

1 抓住门把手或柱子,轻微抬起手臂,让手臂完全伸展,轻轻地拉着门把手或柱子,维持 30 秒以上。反方向也重复相同的动作。

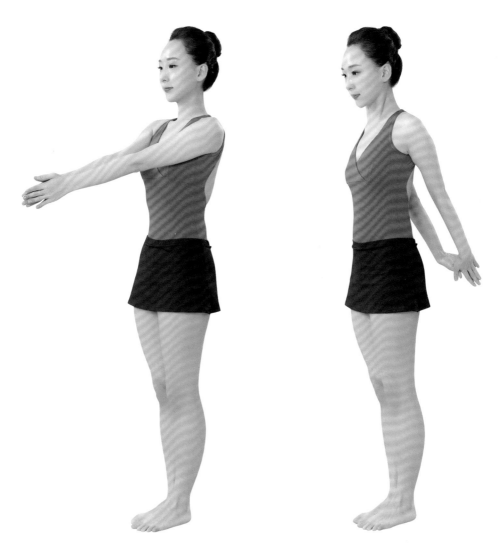

2 双臂伸直前后击掌,向后击掌时手臂要尽量抬高。
重复 30 次。

舒散肩胛骨

舒散颈部的斜角肌和背部的肩胛骨可以改善锁骨的灵活性，使呈 V 字形上升的锁骨往下降。

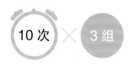

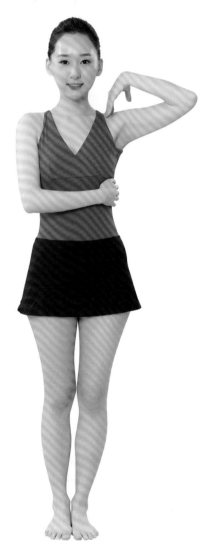

1 右手抓住左侧胸部的下方，不让胸部肌肉跟着一起上移，左手轻轻搭在左肩上。

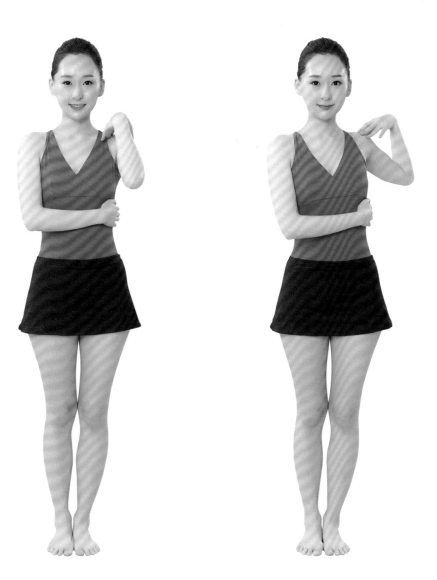

2 肩部向前、向后慢慢转动 10 次。另一侧也重复相同的动作。

聚拢胸部

舒散胸部肌肉

若胸部中间的胸骨与附近的肌肉发生粘连，会造成胸部肿胀外扩。舒散胸骨周围的肌肉，让胸部更加聚拢吧。

5次

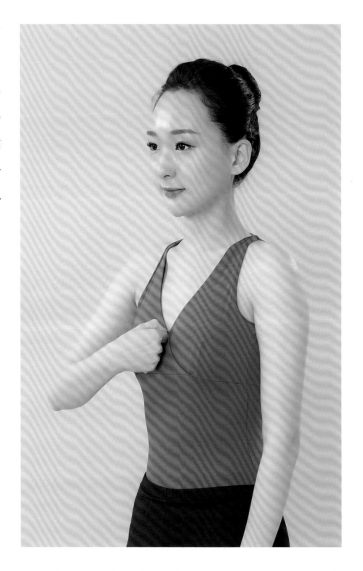

位于胸部中间，长而扁平的骨骼就是胸骨。用拳头由上至下用力按压，搓揉胸骨的上端至下端。反复进行5次。

需要对支撑胸部的肋骨和肋骨内的横膈膜进行舒散。横膈膜及与之相连的脏器运动起来,促进淋巴液流动,代谢废物被排出,胸部变得聚拢。

3 组

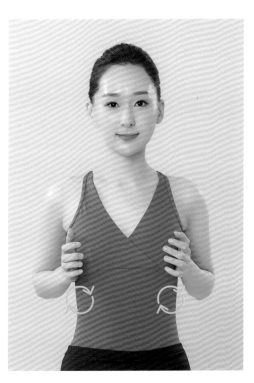

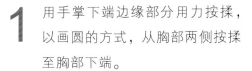

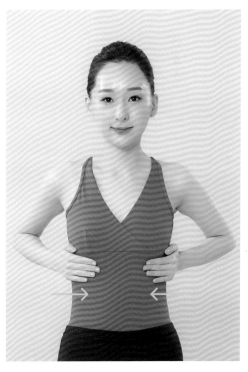

1 用手掌下端边缘部分用力按揉,以画圆的方式,从胸部两侧按揉至胸部下端。

2 双手插入两侧腋窝下端托起胸部并发力。手臂发力让两侧肋骨聚拢起来,与此同时,横膈膜得到放松。保持这个姿势 30 秒。

塑造平坦的腹部

放松大肠和小肠

肠道不适会造成消化不良,腹腔充满气体,腹部也凸了出来。请压迫腹部来帮助肠道蠕动,然后轻轻地压迫胃和肝使其松弛下来,这样做能获得很好的效果。

2 组

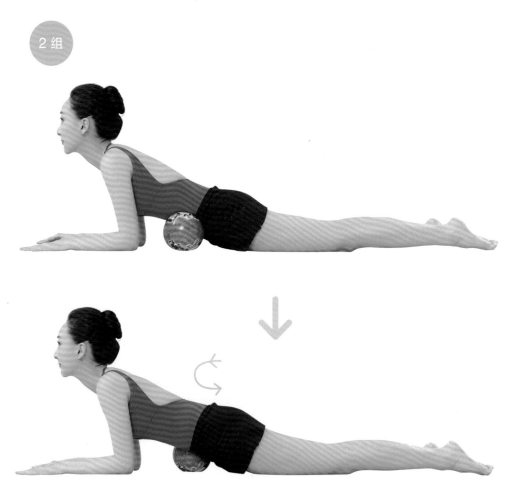

1 俯卧,将小足球置于腹部下方。以肚脐为中心,从右侧向上、向左、向下,用球压迫腹部,画出"C"字形。

TIP

在超市可以很容易找到这种儿童踢的小号足球。选择硬一些的球，不要用软软的球。

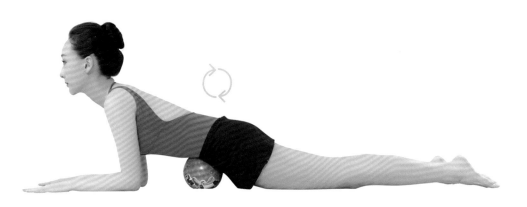

2 俯卧，把小足球置于腹部下方，沿顺时针方向慢慢转动球来压迫小肠。

舒散腹股沟

舒散大腿内侧可以促进鼠蹊部淋巴液的流动，排出代谢废物的同时让小腹变平坦。

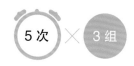

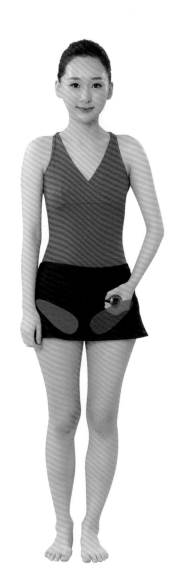

用杯子边缘敲打腹股沟，一边由外向内慢慢移动，一边进行敲打。左右各做 5 次。

舒散腹部肌肉

如果可以舒散深深嵌入肚脐的肌肉，就可以有效地瘦小腹，改善淋巴循环。

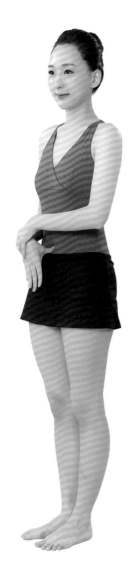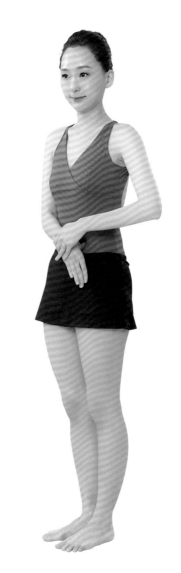

1 将右手拇指放在肚脐右侧 1 厘米处，左手握住右手手腕用力按压，将肌肉往外推。

2 肚脐上下左右 4 个方向，以及 4 个方向之间共有 8 个位置，用 1 中提到的方法各按压 15 秒。

打造紧致的腰部线条

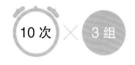
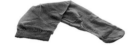

10次 × 3组

肌肉紧张时,包裹肌肉的肌筋膜随之增厚且变得凹凸不平,身体因此发胖。粘连的肌筋膜得到放松后,肌筋膜会变薄,堵塞的淋巴重新变得通畅,代谢废物得以排出。

TIP 制作高尔夫球按摩器

1.将高尔夫球放入丝袜里,在丝袜的中间打个结。

2.把高尔夫球推向打了节的中间位置,将另一侧打上结,并把高尔夫球固定在中间的结旁边。

3.放入另一个高尔夫球,按照2中所述方法打上结。

4.把丝袜两端系在一起。

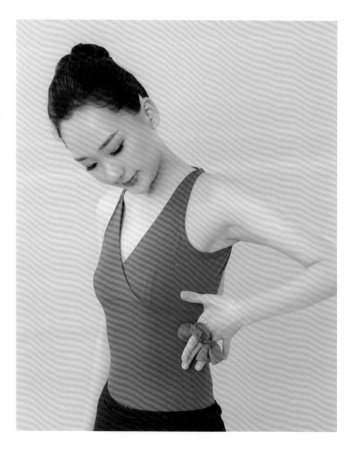

用高尔夫球按摩器自上而下用力按摩肋部。左右各做10次。

28

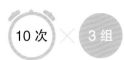

10次 × 3组

下腹部发紧时,是向上、向下流动的淋巴液发生堵塞,处于中间位置的肋骨容易堆积赘肉。舒散下腹部可以促进淋巴循环,避免代谢废物堆积在肋骨部分。

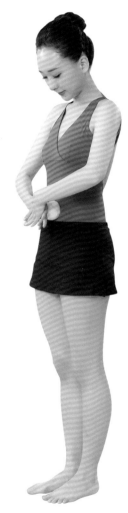

用网球贴住下腹部,双手按住,从左侧向肚脐方向滚动画圆。用同样的方法从右侧向肚脐方向画圆。整个小腹部左右各做 10 次。

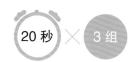

舒散骨盆

骨盆僵硬导致腹股沟的鼠蹊部淋巴阻塞,代谢废物堆积在臀部和肋部,形成赘肉。

20秒 × 3组

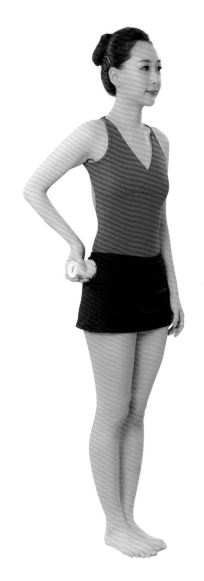

用杯子边缘敲打身体侧面,从肋下直至骨盆。左右各做 20 秒。

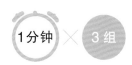

舒散骨盆肌肉

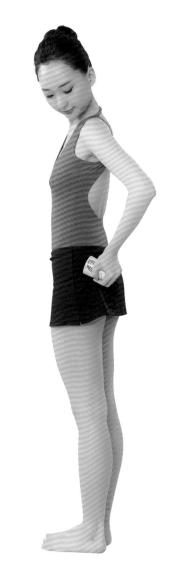

如果能够减掉骨盆两侧一层一层堆积的赘肉,腰线会自然形成。一起来舒散僵硬的肌肉,改善淋巴循环,减掉赘肉吧!

1分钟 × 3组

TIP

挑选一个厚度适中、大小合适(可单手握住)的杯子。利用杯子的边缘可更有效地舒散紧绷粘连的肌肉。

用杯子的边缘按摩骨盆后侧,稍稍用力,使肌肉有轻微疼痛感。稍稍下移,用同样的方法继续按摩。左右各做1分钟。

塑造骨感美背

舒散背部肌肉

若肩胛骨僵硬，肩胛骨内的肌肉会变厚，代谢废物会堆积。向后屈臂进行拉伸可以将肩胛骨抬起，使内部肌肉得到放松。

4 组

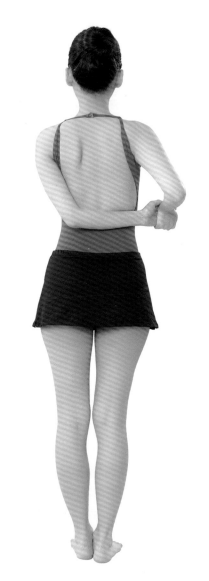

1 右侧的手臂向后弯，拽住左手 30 秒。另一侧重复相同的动作。

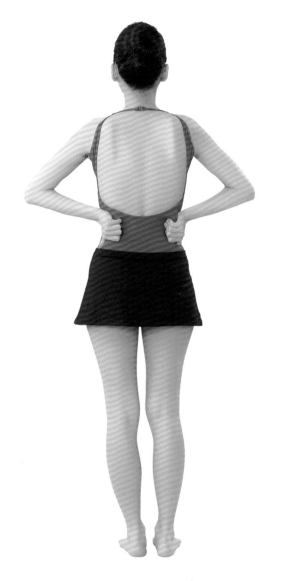

2 捏住腰部的两侧,保持 5 秒钟。手向上移动,重复
同样动作,一直上移到自己双手够不到的高度。

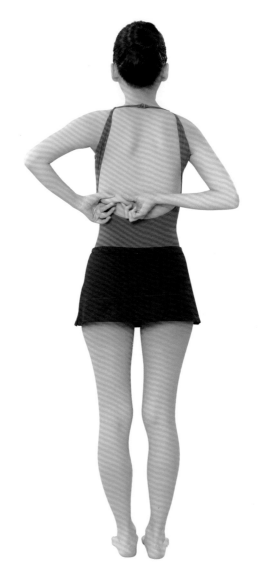

3 位于脊柱两侧，随着脊柱纵向延伸的肌肉是竖脊肌，用手捏住它一点点地自下而上滚动皮肤。

TIP

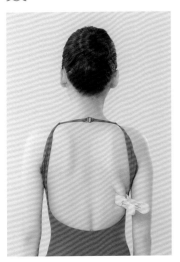

用夹子夹住后背两侧
宽阔的背阔肌 5~10 分钟也
可以起到相同的效果。

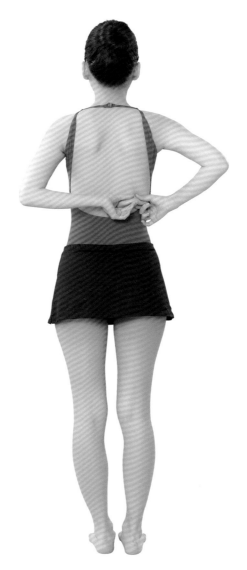

4 另一侧也重复相同的动作。

舒散颈椎

颈椎僵硬时,堵塞的淋巴会令背部发胖。同时舒散颈椎和背部肌肉能够提升运动的效果。

3 组

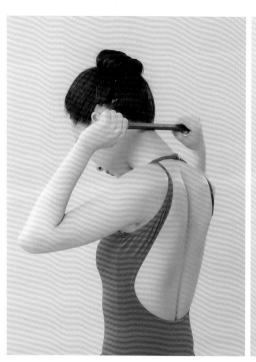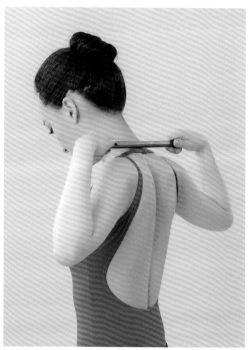

低下头,用短棒从颈椎最上端开始,向下一节节地进行按摩。使僵硬的肌肉得到放松。

舒散骶骨

5 次

骶骨是位于臀部的骨骼,敲打它有助于血液和淋巴的循环。舒散骶骨后,脊柱和背部肌肉会自然松弛。

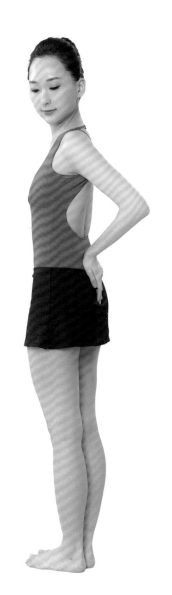

尾骨上方的三角形骨骼是骶骨。手指并拢敲打骶骨 5 下。

打造性感的苹果臀

在开始肌肉运动之前,请拉伸整个腿部。让堵塞在臀部的代谢废物循环起来,可以使塑臀运动的效果更明显。

15 秒 × 3 组

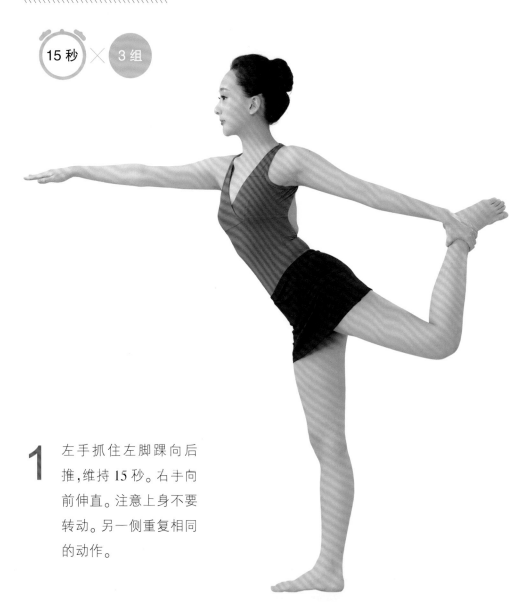

1 左手抓住左脚踝向后推,维持 15 秒。右手向前伸直。注意上身不要转动。另一侧重复相同的动作。

2 双脚并拢,左腿缓缓伸
直,右腿保持弯曲的状
态,上身前屈,双臂向
下垂直伸平。保持 15
秒。另一侧重复相同的
动作。

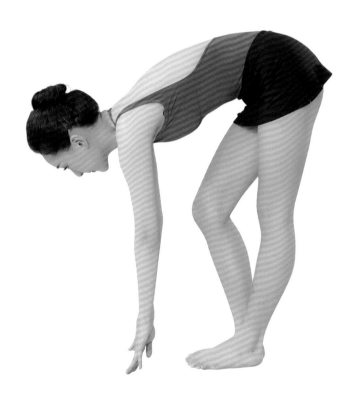

增强背部和臀部肌肉力量

增强背部肌肉力量可以防止臀部下垂。请通过下面动作，增强背部和臀部的力量。

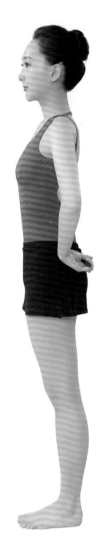

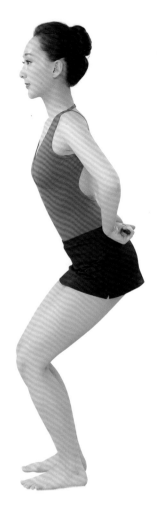

1 挺直腰部，将短棒贴在骶骨之上。

2 向下坐，使大腿与膝盖保持水平，然后起身。注意膝盖不要超出脚尖。重复 10 次。

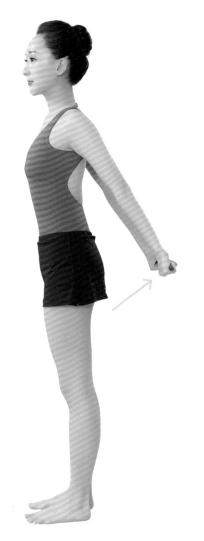

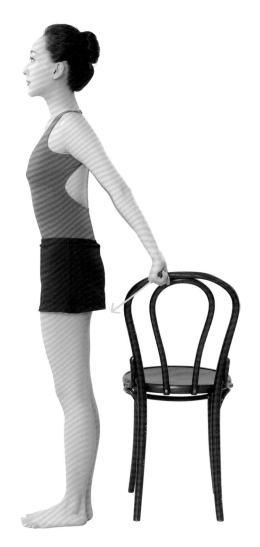

3 背部和腰部挺直,手心向后握住短棒,手臂向后伸。保持 15 秒。

4 固定住短棒不让它向下移动,握住短棒向下用力。保持 15 秒。

塑造结实紧致的大腿

舒散大腿肌肉

舒散大腿肌肉筋膜,可以使代谢废物排出,大腿变瘦,腿部线条变漂亮。按压的时候不要太用力,每次发力的力度要均匀,用力过大会出现疼痛的情况,甚至造成筋膜损伤。

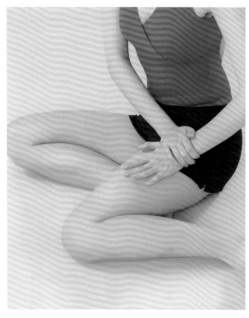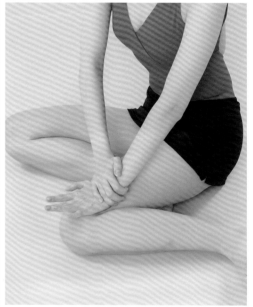

1 左腿朝外屈腿而坐,左手掌骨下端放在同侧大腿外侧,右手抓住左手手腕。力量施加在左手上,尽可能慢地推动。左右腿各做 5 次。

TIP

与大腿接触的手要放松,另一只手发力推动。

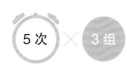

5次 × 3组

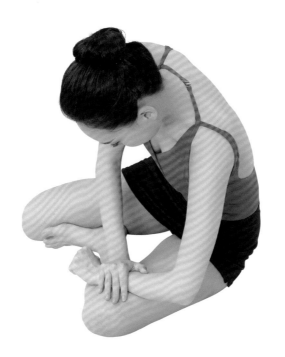

2 左腿向内弯曲,用小臂的骨骼按压大腿内侧,使僵硬的肌肉
得到放松。从大腿最上端一直按压到最下端。左右腿各进行
5次。

舒散腹股沟

耻骨部位长出的肌肉也会让大腿变得粗壮,请轻柔地舒散耻骨部位结实的肌肉。

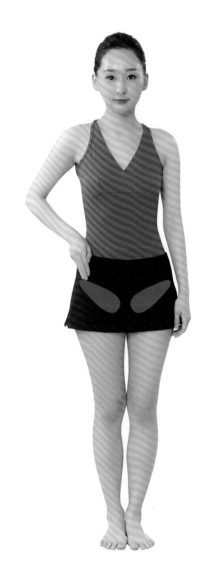

1 手指并拢,在腹股沟处由外向内,边移动边敲打 5 下。另一侧也重复相同的动作。

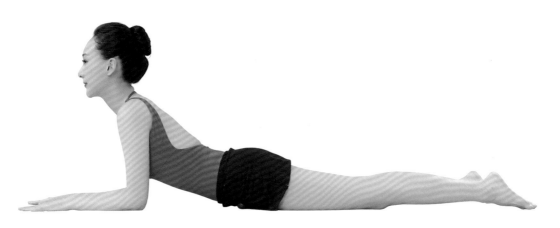

2 骨盆前侧的骨骼是耻骨。俯卧，将高尔夫球放在耻骨两侧，弯曲手臂支撑上身。保持 15 秒。

塑造纤细光滑的小腿

舒散小腿肌肉

小腿后侧有淋巴管,如果堵塞,会造成肌肉僵硬,小腿粗壮。下面让我们来舒散小腿后侧的腓肠肌。

3 组

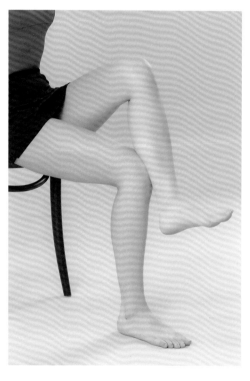

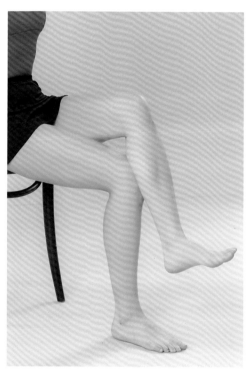

1 小腿后侧鼓起的肌肉是腓肠肌。坐在椅子上,将腓肠肌的末端放在另一条腿的膝盖上,上下摩擦,使肌肉有轻微疼痛感。

2 在腓肠肌上端凹陷处按压 30 秒。另一条腿也重复相同的动作。

舒散腿筋

膝盖后侧 3 条纵向延伸的坚韧肌肉就是腿筋。舒散腿筋,让流向小腿的淋巴液变通畅吧。

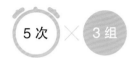

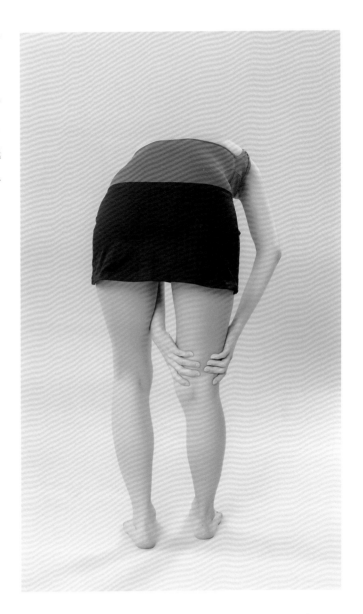

双手握住腿部,将腿筋向两侧扒。左右腿各做 5 次。

按压腓骨

按压腓骨可以使小腿僵硬的肌肉得到舒散，堆积的代谢废物和脂肪排出，淋巴液的流动得到改善。

3 组

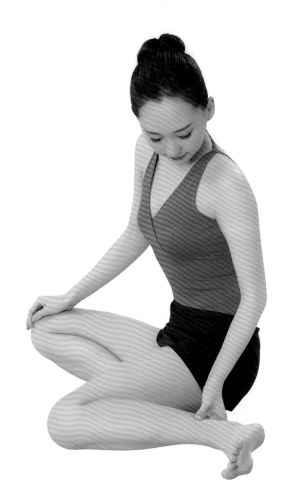

1 用拇指用力搓按腓骨。

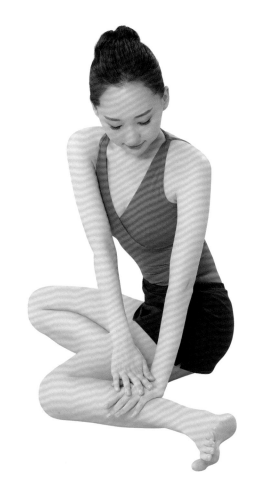

2 力量施加在掌骨下端，按压腓骨 15 秒。另一条腿也重复相同
的动作。

消除脚踝水肿

舒散脚踝前侧肌肉

脚踝不仅后侧有肌肉，前侧也聚集着很多肌肉。若脚踝前侧肌肉僵硬，很容易引起水肿，造成代谢废物堆积，血液和淋巴的循环不通畅。

3 组

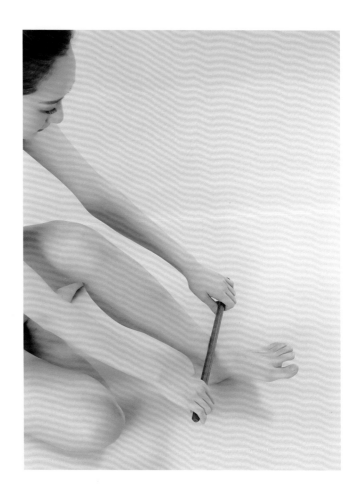

1 横握短棒，按压脚踝与脚背连接的部位。深入结块的肌肉中间，均匀地按压整个脚踝前侧 15 秒，使僵硬的肌肉得到放松。

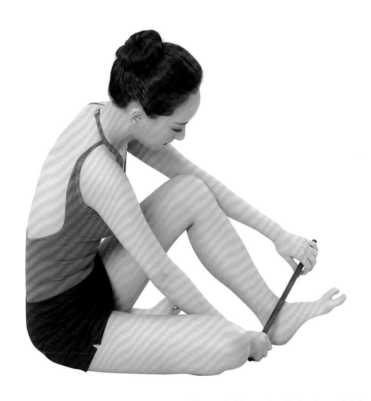

2 舒散完脚踝前侧，用相同的方法按压脚踝左右两侧各 15
秒。

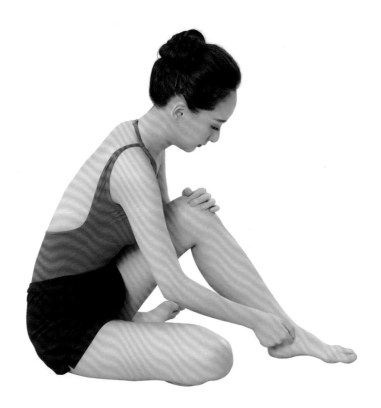

3 手握拳，用手指关节围绕踝骨周围均匀按压。另一条腿也重复相同的动作。

舒散小腿肌肉

向下流动的代谢废物需要再次回到腹股沟才能排出,如果肌肉僵硬无力,代谢废物就无法向上流动,而是堆积在脚踝部位。舒散脚踝和小腿肌肉,将代谢废物推上去吧!

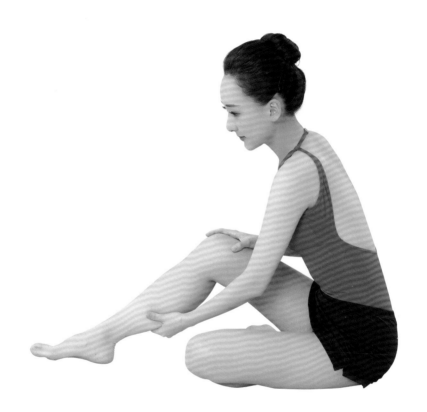

用手紧紧握住跟腱进行揉捏,稍稍用力,使肌肉有轻微疼痛感。从下至上,边移动位置边扯动。另一条腿也重复相同的动作。

下垂膝盖重新恢复活力

舒散膝盖

膝盖外部肌肉和内部肌肉分离可导致肌肉弹性下降,膝盖变得下垂。舒散膝盖内部肌肉使其与外部肌肉接触进而恢复活力。膝盖骨容易受伤,因此不要过于用力,宜轻柔地进行按摩。

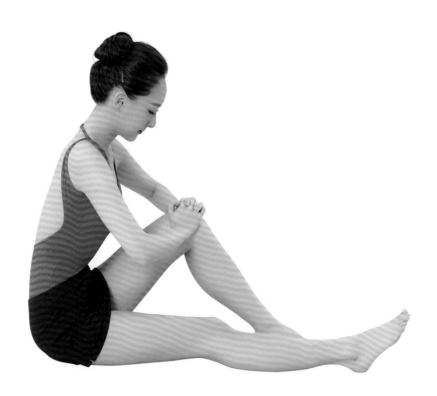

1 双手手指交叉包裹住膝盖,用掌骨下端用力,轻柔地舒散膝盖周围。左右腿各进行 30 秒。

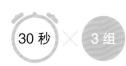

30秒 × 3组

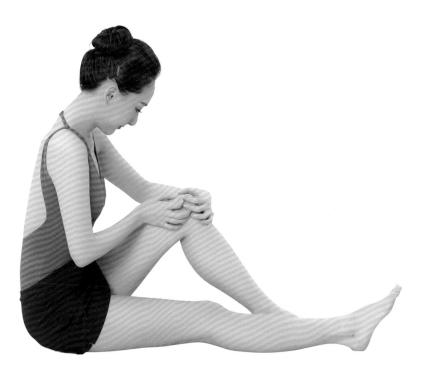

2 双手包裹膝盖，轻柔地旋转整个膝盖。左右腿各做30秒。

生活中简单易行的淋巴循环运动

腋窝拉伸运动

一只手放在肋下,另一只手轻轻放于肩上,轻轻转动肩部 30 次。另一侧也重复相同的动作。

➡ 背部的前锯肌发生粘连会导致淋巴管受到挤压。转动肩部可以放松前锯肌和腋窝肌肉,使淋巴液流动变得顺畅。做得越慢效果越好。

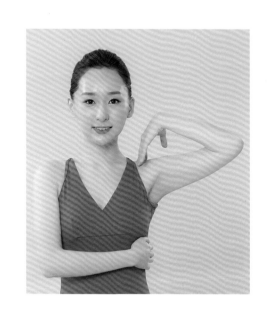

颈部肌肉
拉伸运动

耳后与颈部前侧之间倾斜连接的肌肉是胸锁乳突肌。用手拉扯胸锁乳突肌,左右两侧各 30 秒,或者用夹子夹住 5 分钟。

➡ 打通胸锁乳突肌两侧阻塞的淋巴管,使淋巴液流动更通畅。

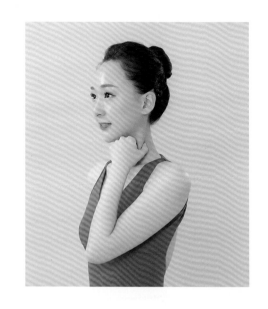

淋巴循环运动是一种通过刺激肌肉使淋巴循环变顺畅的方法。平常生活中抽时间做腋窝、颈部肌肉、脚踝肌肉的拉伸运动，使阻塞的淋巴管变通畅，改善淋巴循环。

脚踝肌肉
拉伸运动

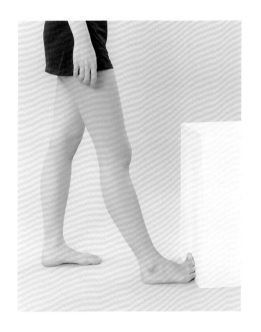

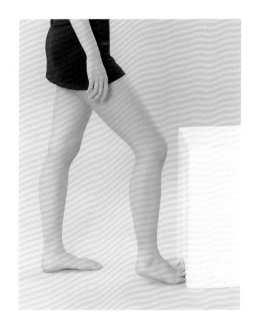

1 脚掌踩在地面上，弯曲脚趾贴在墙面上。

2 将力量施加在脚趾上，微微抬起脚跟，用力按压。左右各做 30 秒。

▶ 小腿肌肉僵硬会造成流向小腿的淋巴堵塞，进而导致代谢废物堆积引起疼痛。脚踝是小腿肌肉的起始部位，护理好脚踝可以改善小腿和腹股沟淋巴的循环。

PART

2

※ 打造童颜面容

效果堪比整形的
面部淋巴按摩

打造无须化妆的水润肌肤

首先要舒散连接颈部和肩膀的胸锁乳突肌来改善面部血液循环。随着流向颈部淋巴的循环得到改善，原本黯淡的肤色马上变明亮。

舒散颈部肌肉

3 组

TIP

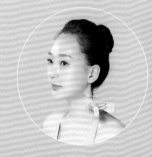

用夹子夹住胸锁乳突肌 5 分钟可以获得相同的效果。

1 耳后与颈部前侧之间倾斜连接的肌肉是胸锁乳突肌。用拇指和食指紧紧抓住此处进行拉扯，使僵硬的肌肉得到放松。左右各进行 30 秒。

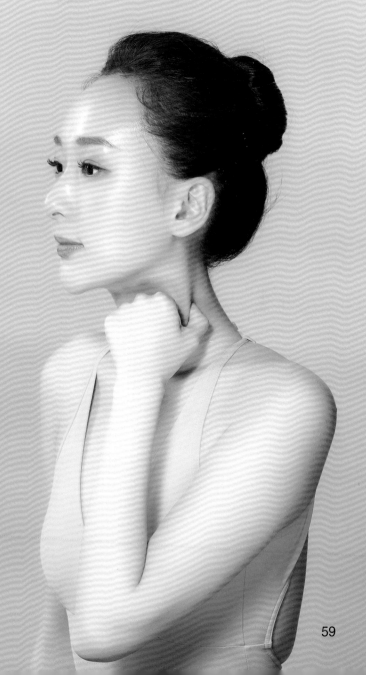

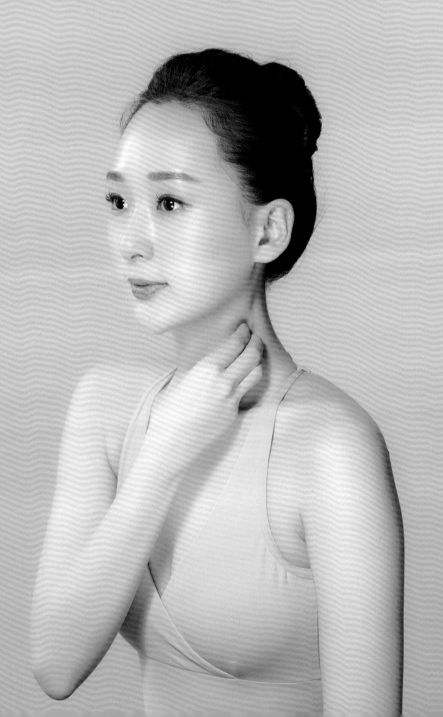

2 手指并拢,用力按压食管和气道内侧的颈长肌并向外侧推动。左右各做5秒。

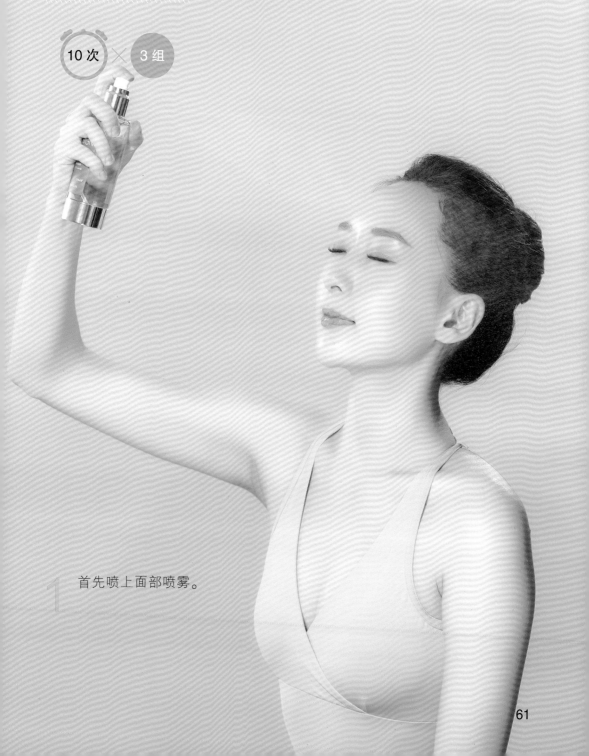

舒散面部肌肉

血液循环顺畅,没有水肿,皮肤才能有光泽。舒散与面部神经相连的肌肉,让血液和淋巴液顺畅流动,面部会变得通透有光泽。

10次 × 3组

首先喷上面部喷雾。

2 嘴微微张开，耳朵前方的部位会凸起。用拇指关节横向按摩凸起部位。左右各做 10 次。

TIP 制作橘皮喷雾

橘皮有助于血液循环，用橘皮制作喷雾效果很好。将一杯干橘皮放入一升水中烧开，滤除残渣，把橘皮水保存在冰箱里。

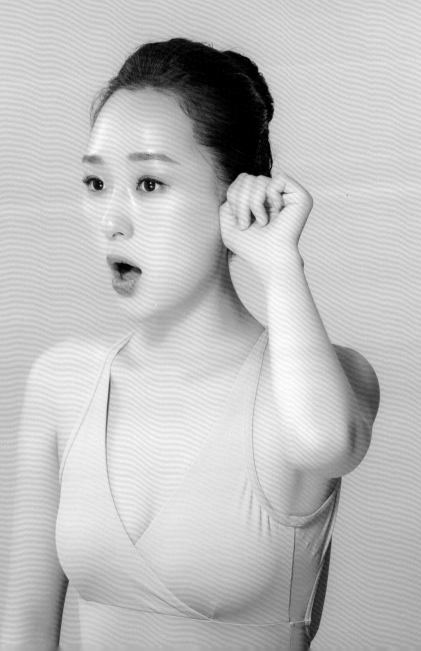

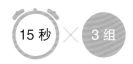

舒散耳部肌肉

耳部肌肉僵硬可导致面部肌肉僵硬，面色黯淡。耳朵前侧有血管经过，耳朵后侧有淋巴管经过，舒散这两个位置可以让面部焕发光彩。

15 秒 × 3 组

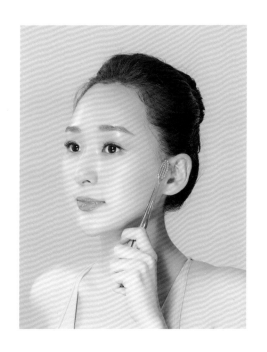

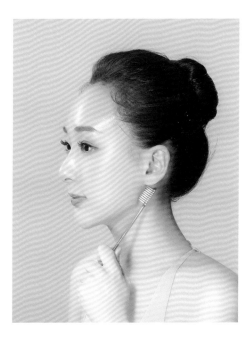

1 用牙刷以画圆的方式摩擦耳部前侧。左右各做 15 秒。

2 用牙刷以画圆的方式摩擦耳部后侧。左右各做 15 秒。

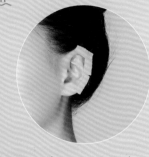

3 食指放入耳孔抓住耳朵，向斜上方提起并
向外拉。左右各做 15 秒。

将伊利石贴在两
侧耳郭边缘处半天的
时间，有利于面部血液
的循环。

告别满月脸

舒散面部肌肉

连接颧骨与下巴的肌肉是咀嚼肌，耳朵上方的肌肉是颞肌。如果这两处肌肉僵硬，面部会一点点变宽。多数人都有颞肌僵硬的情况，这个位置要认真进行舒散。

10 秒 × 3 组

食指关节呈直角按揉咀嚼肌。左右各 10 秒。

2 耳朵上方贝壳形状的肌肉就是颞肌。用拇指
关节上下揉搓颞肌。左右各做 10 秒。

TIP

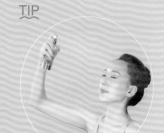

在疏散面部肌肉
之前，喷上面部喷雾效
果更佳。

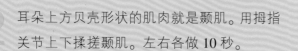

3 嘴巴微张时，耳朵前端会出现一处凹陷。用拇指关节横向揉搓此处，稍稍用力,使肌肉有轻微疼痛感。左右各做 10 秒。

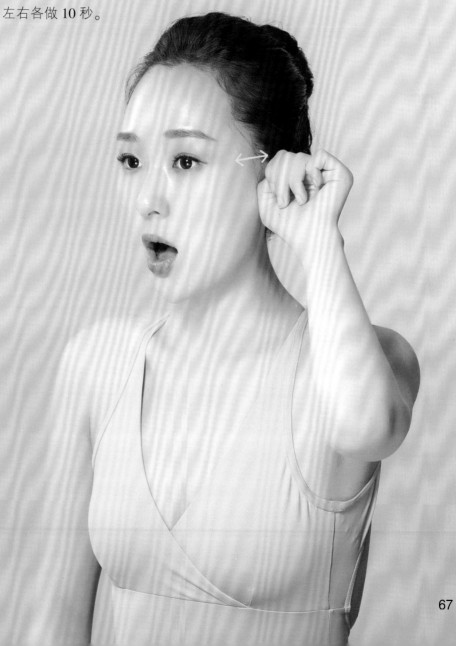

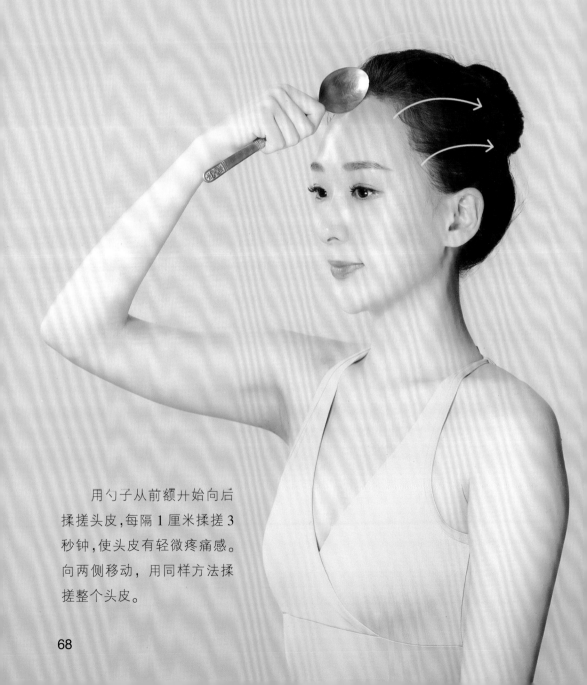

舒散头皮

舒散头皮可以使流向面部的血液和淋巴液的循环变得通畅,原先肿胀的面部骨骼随之变小。

用勺子从前额开始向后揉搓头皮,每隔 1 厘米揉搓 3 秒钟,使头皮有轻微疼痛感。向两侧移动,用同样方法揉搓整个头皮。

提升下垂的面颊,瞬间年轻10岁!

舒散背部肌肉

背部肌肉僵硬可导致胸部下垂,甚至可引起面部肌肉下垂。首先,请轻柔地舒散背部。

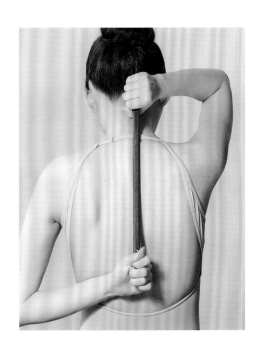

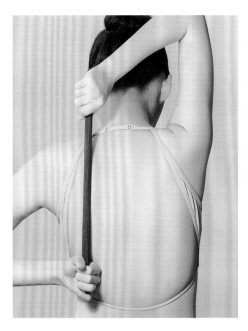

1 位于脊柱两侧,随着脊柱纵向延伸的肌肉是竖脊肌。用手握住短棒的上下两端,在背部按摩15秒,使僵硬的肌肉得到放松。

2 短棒向两侧一点点移动,用同样方法按摩整个背部。

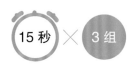

15 秒 × 3 组

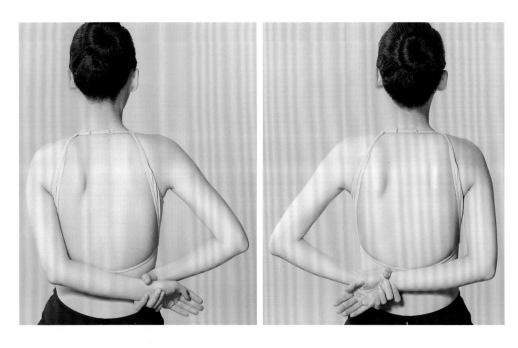

3 左手手臂向后弯,右手抓住左手腕 15 秒。另一侧也重复相同的动作。

舒散整个背部肌肉之后,再对肋部僵硬的肌肉进行舒散,这样做可以使下垂的胸部向上提。胸部上提后,原本下垂的面部也会变紧绷。

10次 × 3组

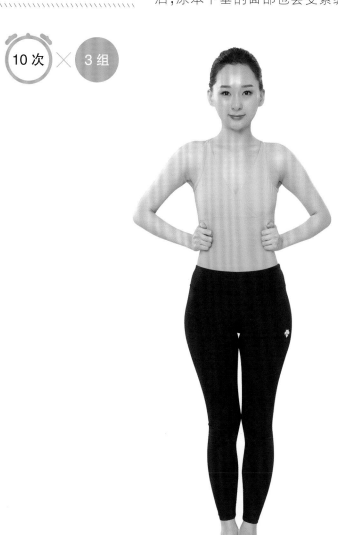

1 抓住胸部两侧下方的肋骨肌肉拧 10 下。

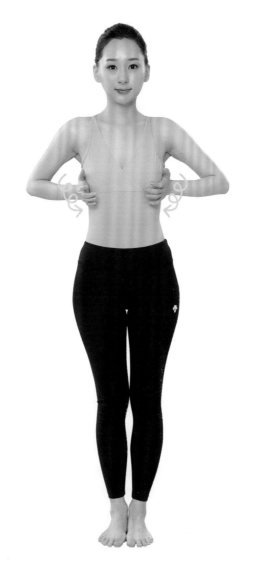

2 从胸部两侧直至胸部下端,用掌骨下端用力画圆并揉搓。做
10次。

童颜面容的核心要点, 消除法令纹

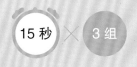

消除法令纹

直接抓住肌肉向外拉扯是消除法令纹的最好方法。坚持做这个动作, 可以淡化法令纹。

15 秒 × 3 组

TIP

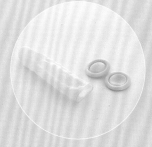

若使用手指套, 操作起来更方便。在超市里可以买到手指套。

食指伸入口中, 抓住法令纹起始点向外推, 保持 15 秒。沿着法令纹的轨迹一点点移动位置继续做, 左右两侧都要做。

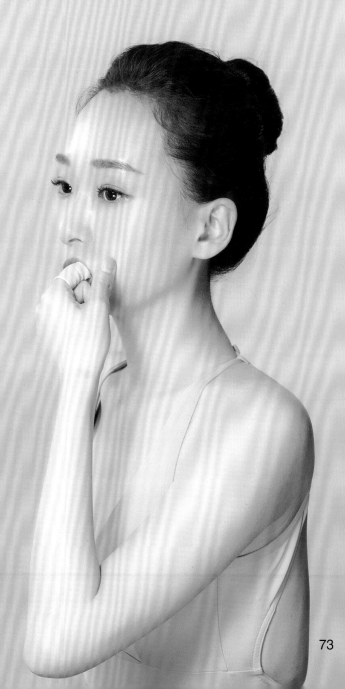

刺激颧骨

若颧骨肿胀,很容易长出法令纹。刺激颧骨周围肌肉可以促进淋巴的循环,使法令纹变浅。

食指伸入口中,抓住颧骨位置向外推,保持 15 秒。沿着颧骨的轮廓一点点移动位置继续做,左右两侧都要做。

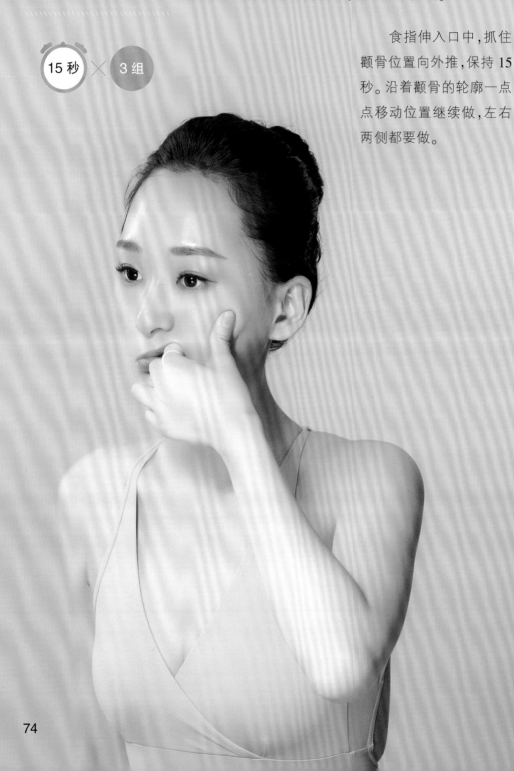

15 秒 × 3 组

颈椎僵硬可导致淋巴堵塞,造成背部的僵硬。请舒散颈椎来改善淋巴循环吧!

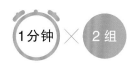

1分钟 × 2组

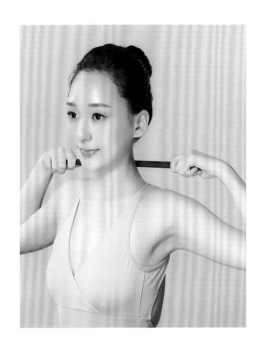

1 横握短棒,用短棒从颈椎最上端开始,向下一节节地依次进行按摩。使僵硬的肌肉得到放松。

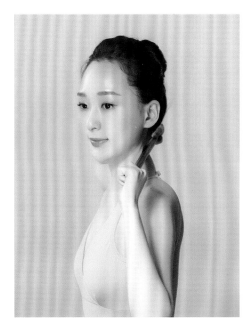

2 颈椎两侧也用同样方法进行按摩,舒散粘连在骨骼上的肌肉。

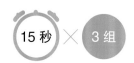

舒散背部肌肉

若背部肌肉紧张,面部肌肉也会收缩,长出皱纹。请舒散颈部和背部肌肉吧!

15秒 × 3组

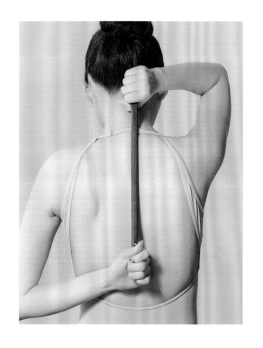

1 位于脊柱两侧,随着脊柱纵向延伸的肌肉是竖脊肌。用手握住短棒的上下两端,在背部按摩15秒,使肌肉有轻微疼痛感。

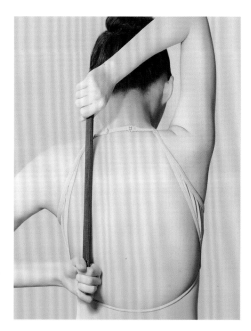

2 短棒向两侧一点点移动,用同样方法按摩整个背部。

去除抬头纹,满面愁容尽消散

舒散头皮

从前额到后脑是由一块肌肉构成的。做出提升额头的表情时,这块肌肉也会跟着向上提,若头皮肌肉僵硬,肌肉无法上提,额头便会长出皱纹。请轻柔地舒散粘连的头皮肌肉来去除额头皱纹吧!

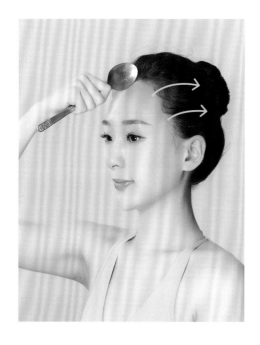

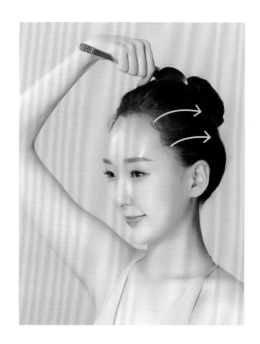

1 用勺子侧面从前额开始向后揉搓头皮,每隔 1 厘米揉搓 3 秒钟,稍稍用力,使肌肉有轻微疼痛感。

2 向两侧移动位置,用同样方法揉搓整个头皮。

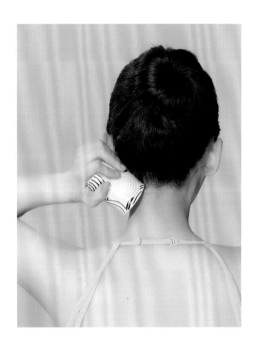

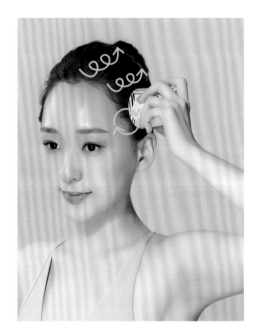

3 用杯子边缘部分按摩后脑底部。整个后脑底部都要按摩到。

4 杯口紧贴头皮，逆时针方向旋转着按摩整个头皮部分。

消除给人留下强悍印象的川字纹

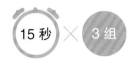

舒散背部肌肉

15秒 × 3组

包裹着大脑的硬脑膜牵引着鼻骨的犁骨部分,硬脑膜沿着脊柱一直延伸到尾骨,因此,脊柱的僵硬会传至犁骨,眉间长出皱纹,鼻子塌陷。为了防止硬脑膜僵硬不通,请舒散竖脊肌吧!

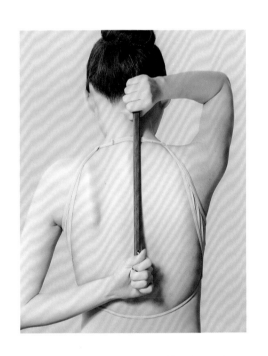

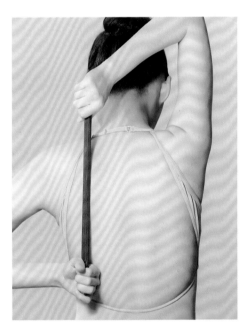

1 位于脊柱两侧,随着脊柱纵向延伸的肌肉是竖脊肌。用手握住短棒的上下两端,在背部按摩 15 秒,使僵硬的肌肉得到放松。

2 短棒向两侧一点点移动,用同样方法按摩整个背部。

舒散骶骨

15 次

骶骨位于臀部，敲打它有助于血液和淋巴的循环。舒散骶骨后,脊柱和背部肌肉会自然松弛。

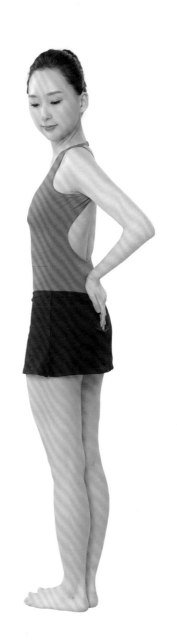

尾骨上方的三角形骨骼是骶骨。手指并拢敲打骶骨 15 下。

获得猫一样的魅力双眸

舒散眼部肌肉
和骨骼

排出眼部堆积的代谢废物,舒散筋膜团块可以消除水肿,让双眸变美丽。动眼肌与眼部周边的骨骼和眼球相连,舒散动眼肌能够达到双眸增大的效果。

3 组

1 用杯子边缘旋转着按摩眼内角与耳朵之间的皮肤,排出代谢废物。左右各做 5 次。

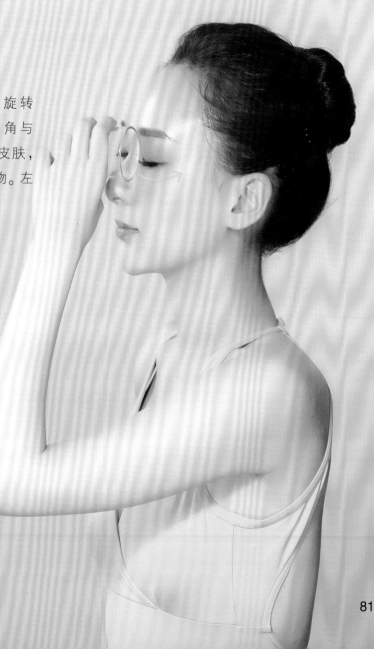

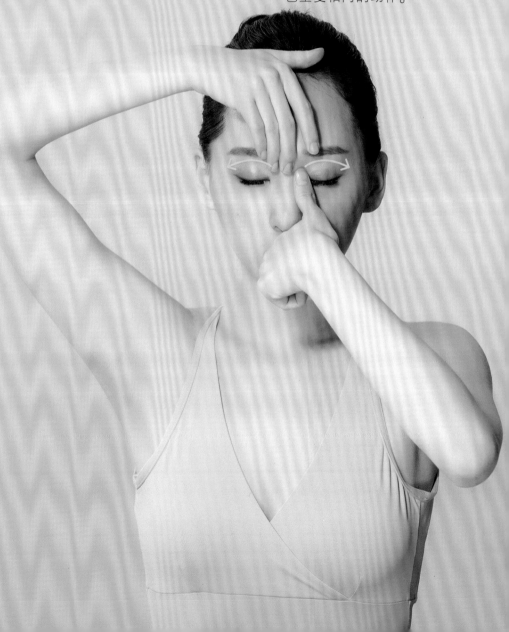

2 右手按住双眼之间，左手拇指从眼睛上方向眼尾方向轻轻地边按边刮，刮到眼尾处按住眼尾，保持 30 秒。另一只眼睛也重复相同的动作。

3 手上涂少许面霜,右手按住眉心,左手的拇指放在眼睛上方骨骼的内侧,向眼尾方向刮 5 次。眼睛下方的骨骼和另一侧也重复相同的动作。

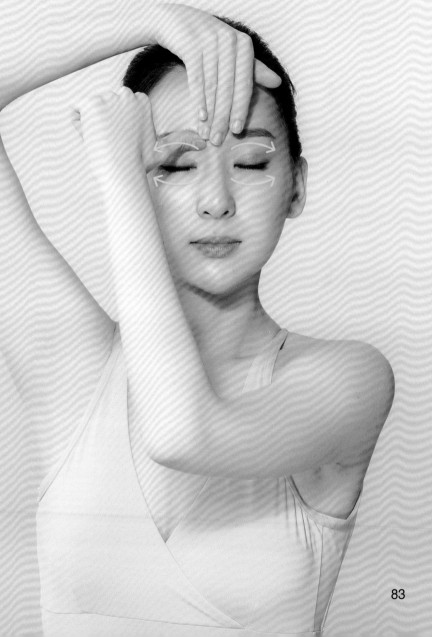

舒散头部侧面的肌肉

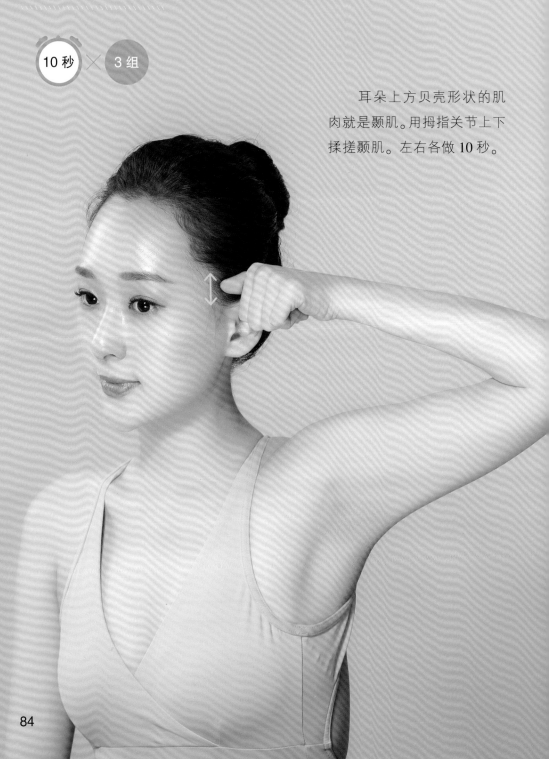

颞肌牵引着眼部周围的肌肉,舒散颞肌能够提升下垂的眼角。

耳朵上方贝壳形状的肌肉就是颞肌。用拇指关节上下揉搓颞肌。左右各做 10 秒。

10 秒 × 3 组

消除衰老印象的鱼尾纹

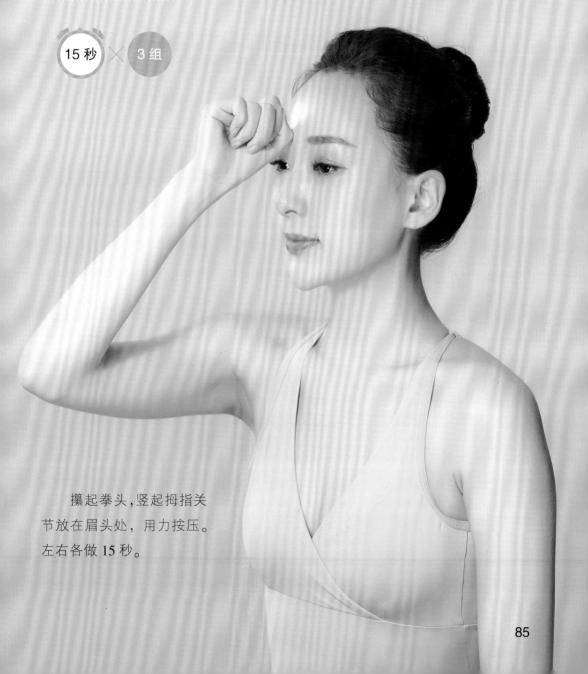

舒散眼睛周围
肌肉

15 秒 × 3 组

脑部神经之一的三叉神经掌管着眼部周围的肌肉,因此,这一部位紧张时,眼角容易长出皱纹。刺激眉头可以消除水肿,使紧张的肌肉得到放松。

攒起拳头,竖起拇指关节放在眉头处,用力按压。左右各做 15 秒。

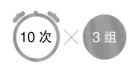

舒散手指关节

手指与肩部的骨骼、肌肉和神经相连,如果手指僵硬,肩部以上的面部也会受到影响,眼部皮肤塌陷、失去弹性。请轻柔地舒散手指关节吧!

10次 × 3组

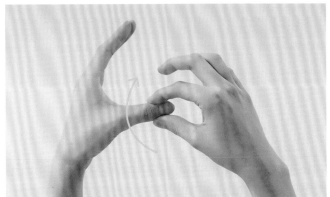

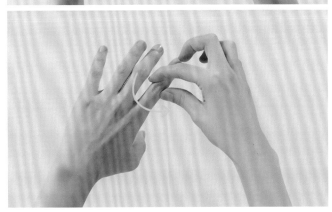

捏住拇指关节,朝着食指方向转动 10 次。这时,被捏住的拇指要完全放松。捏住食指关节朝拇指方向旋转 10 次,中指、无名指和小指也用同样方法各旋转 10 次。

消除无精打采的熊猫眼

肝脏和大肠不通畅会造成血液循环不畅,血液黏度升高,氧气供应出现问题,进而发展成熊猫眼。

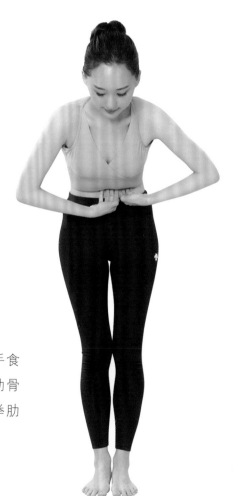

上身弯曲,双手食指按压肝脏所在的肋骨左侧 30 秒,然后托举肋骨并保持 30 秒。

舒散大肠

肝脏与大肠任何一方功能下降都会使另一方受到影响。舒散肝脏之后,大肠也要进行舒散。

俯卧,将小足球贴在腹部下方。以肚脐为中心,从右侧向上、向左、向下,用球压迫腹部,画出"C"字形。

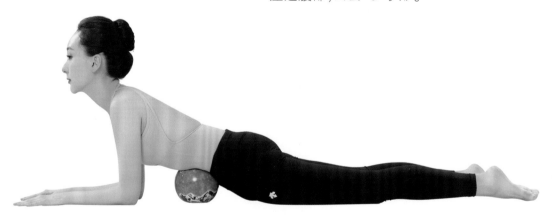

舒散眼部肌肉

脑部神经之一的三叉神经掌管着眼部周围的肌肉。舒散眼轮匝肌、动眼肌直至眉头的部分，可以消除水肿，使眼角变清晰。

3 组

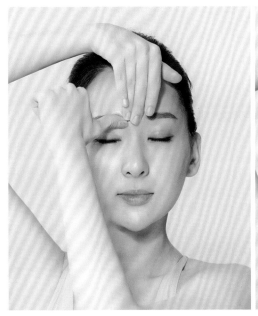 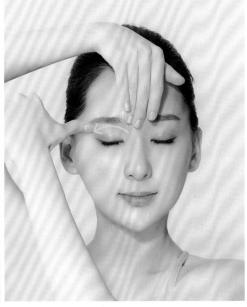

1 右手按住眉心，左手从眼睛上方向眼尾方向轻轻地边按边刮，刮至眼尾处时按住眼尾，保持 30 秒。另一只眼睛也重复相同的动作。

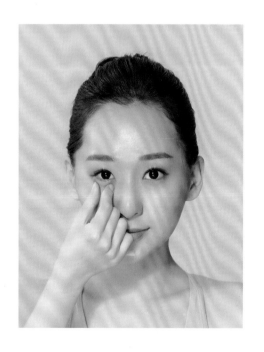

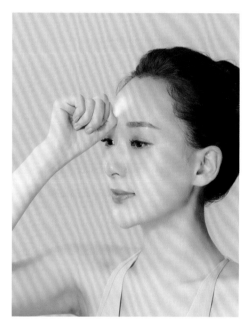

2 　轻轻地捏眼睛下方的肌肉2秒,一点点更换位置继续捏。

3 　握拳,竖起拇指关节放在眉头处,用力按压摩擦。左右各做15秒。

塑造出明星同款鼻梁

上腭骨和鼻骨是相连的,上腭骨僵硬可导致鼻梁塌陷。放松上腭骨可以消除水肿,使鼻梁变得挺拔。

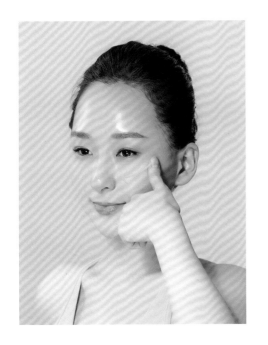

1 沿着颧骨外侧向内侧向下刮动。

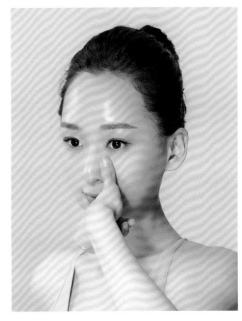

2 眼内角下方 2 厘米的位置有一处凸起,按压此处的同时轻轻地向鼻子方向倾斜提拉,保持 30 秒以上。

按压迎香穴

按压迎香穴可以消除水肿,放松周围肌肉。

TIP

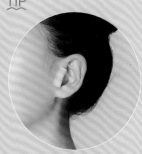

外耳前呈"3"字形凸出来的耳屏部分映射着鼻子。在它的前后贴上伊利石,半天的时间会取得很好的效果。

按压鼻翼两侧的迎香穴 5 秒。

提升下垂的忧郁嘴角

放松嘴角肌肉

颧骨下方连接着颊肌，连接着眼尾和嘴角的肌肉是提口角肌，放松颊肌和提口角肌，能让嘴角的肌肉获得弹性，嘴角会自然提升。同时，请放松嘴下方的降口角肌，防止嘴角下垂。

3 组

1 抓住下牙前面的下巴肌肉向外拉扯。随着下巴的轮廓慢慢移动位置，每次扯动停留 10 秒。

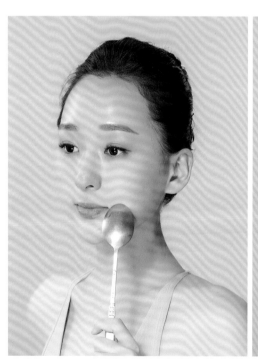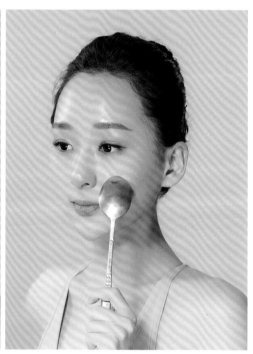

2 用勺子边缘按摩眼尾至嘴角之间的肌肉，稍稍用力，使肌肉有轻微疼痛感。从最下方开始，每个位置按摩 5 次后，稍微向上移动位置继续按摩。

刺激颧骨

20 秒

颧骨肿胀很容易长出法令纹。刺激颧骨周围肌肉可以促进淋巴的循环,使法令纹变浅。

食指伸入口中,抓住颧骨位置向外推,保持 20 秒。随着颧骨的轮廓一点点移动位置继续做,左右两侧都要做。

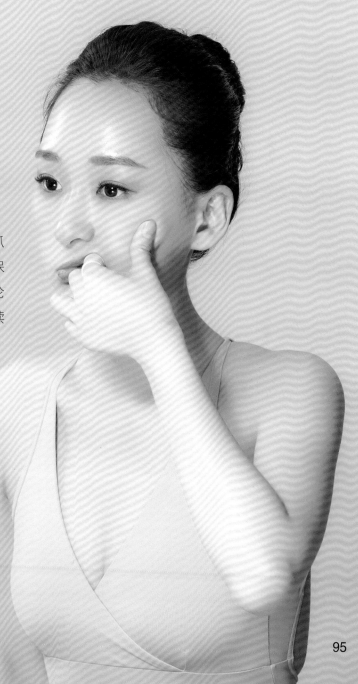

放松头部侧面
肌肉和颈部肌肉

面部肌肉和颈部肌肉塌陷时，嘴角也会跟着下垂，因此要对颞肌和颈部肌肉进行放松。

3 组

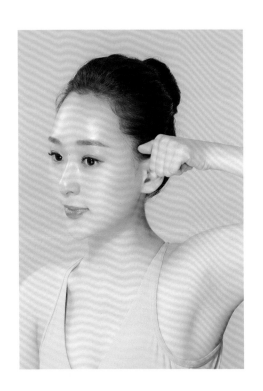 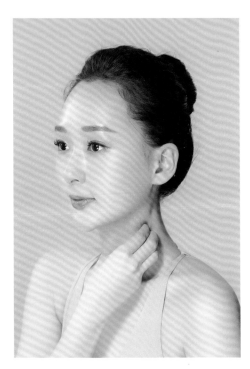

1 耳朵上方贝壳形状的肌肉就是颞肌。用拇指关节上下揉搓颞肌。左右各做 10 秒。

2 手指并拢，用力按压食管和气道内侧的颈长肌，并向外侧推动。左右各做 5 秒。

矫正突出的颧骨

聚拢颧骨

颧骨向两侧突出会给人留下强悍的印象。颧骨向前隆起则会更有立体感,给人有活力的感觉。所以,请把两侧突出的颧骨向前聚拢吧!

3 组

用掌骨下端边旋转两侧颧骨边向前聚拢。左侧顺时针方向旋转,右侧逆时针方向旋转。

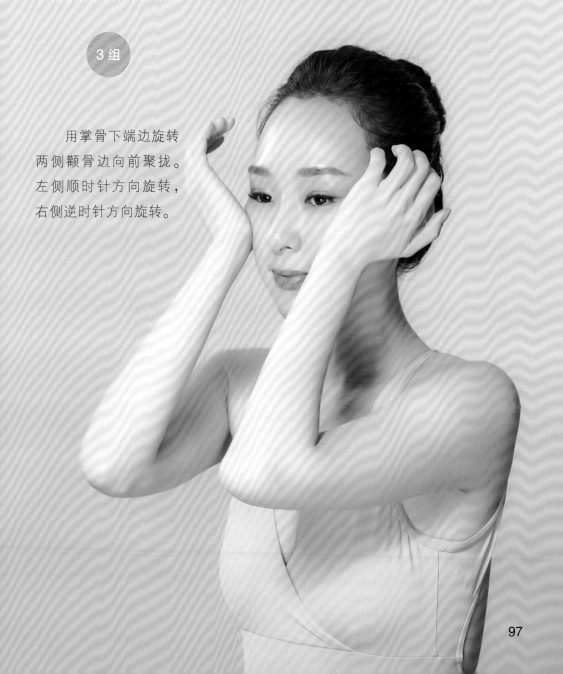

刺激颧骨周围的肌肉,促进淋巴液的流动,可以使肿胀的颧骨变小。

3组

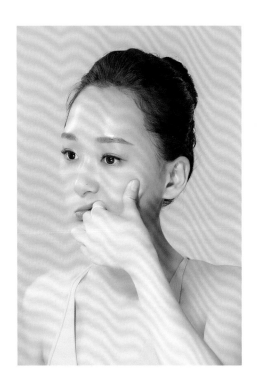

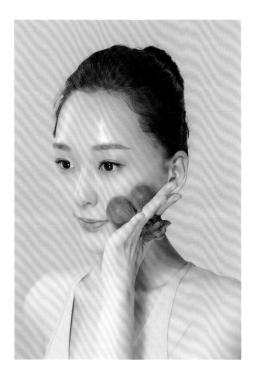

1 食指伸入口中,抓住颧骨位置向外推,保持 20 秒。随着颧骨的轮廓一点点移动位置继续做,左右两侧都要做。

2 用高尔夫球按摩器旋转着按摩颧骨上下的肌肉。左侧顺时针方向旋转,右侧逆时针方向旋转。左右各做 10 秒。

塑造鲜明的下颌线

舒散下巴肌肉

如果附着在下巴上的面部肌肉和颈部肌肉出现紧绷时，下巴就会长肉。耳朵前方的部位尤其容易长赘肉，所以请舒散这一部位。

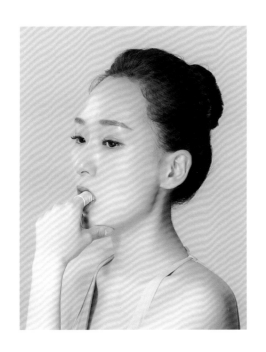

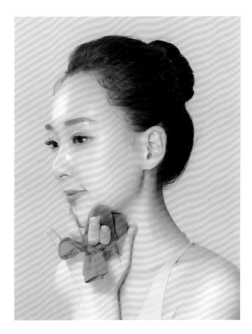

1 抓住下牙前面的下巴肌肉向两侧推。随着下巴的轮廓变换位置，每次推动停留 10 秒。

2 用高尔夫按摩器从下巴向耳朵方向按摩颌骨上下的肌肉。左右各做 5 次。

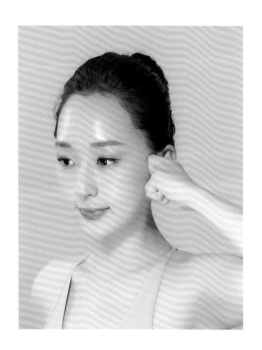

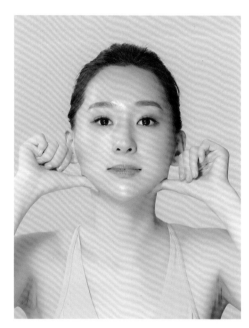

3　连接颧骨与下巴的肌肉是咀嚼肌。食指关节呈直角按揉咀嚼肌。左右各做 10 秒。

4　手上涂面霜，双手拇指置于下巴下方，沿着下巴轮廓向耳朵方向刮。左右各 10 次。

舒散颈部肌肉

舒散颈部的斜角肌和胸锁乳突肌可以使流向颈部的淋巴变得通畅，在下巴堆积的代谢废物得以排出，下颌线变清晰。

3 组

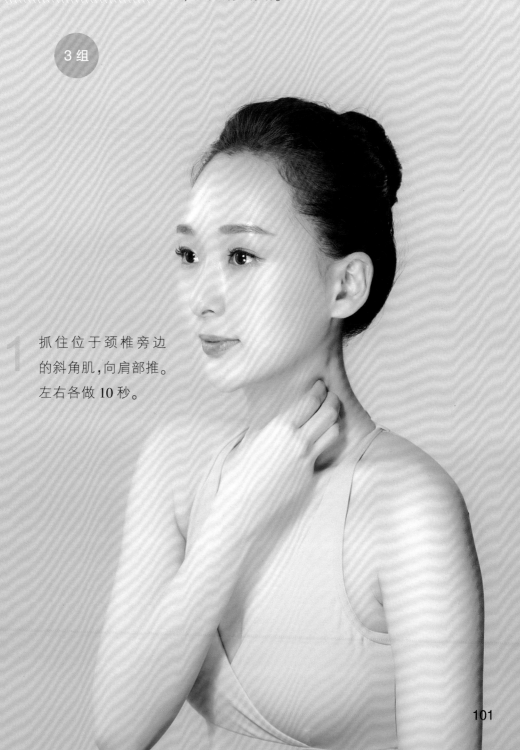

1 抓住位于颈椎旁边的斜角肌，向肩部推。左右各做 10 秒。

2 耳后与颈部前侧之间倾斜连接的肌肉是胸锁乳突肌。用拇指和食指紧紧抓住胸锁乳突肌进行拉扯。左右各做 30 秒。

TIP

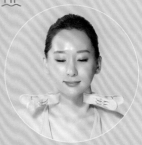

用夹子夹住两侧的胸锁乳突肌 5 分钟，可以获得相同的效果。

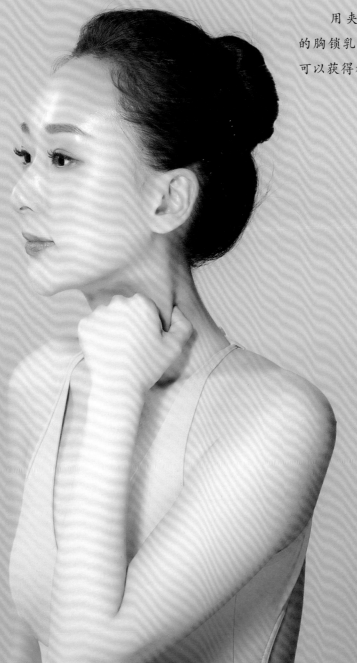

消除难看的双下巴

若胃和肝不好,会
使面部皮肤弹性下降,下
巴增厚。轻柔地舒散胃和
肝,激活包裹着胃和肝的
淋巴管,排出代谢废物,
使下颌线变分明。

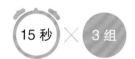

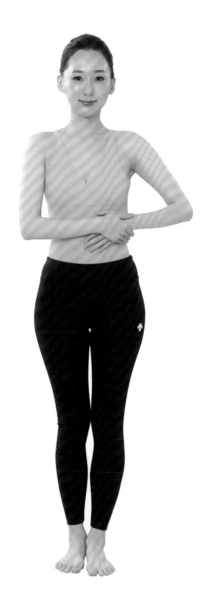

1 双手叠放在胃部所在的左侧肋骨下方,轻轻按
压并保持 15 秒。

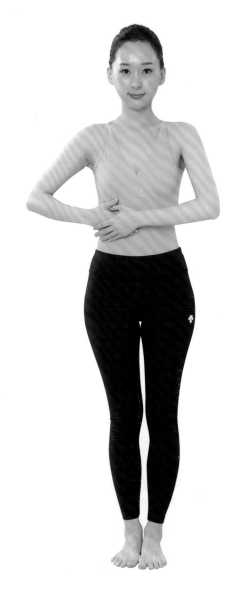

2 双手叠放在肝部所在的右侧肋骨下方，轻轻按压并保持 15 秒。

若下颌淋巴管堵塞,代谢废物堆积会造成下巴增厚、下垂。为了使淋巴循环通畅,可用细密的刷子进行刺激。

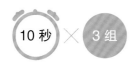

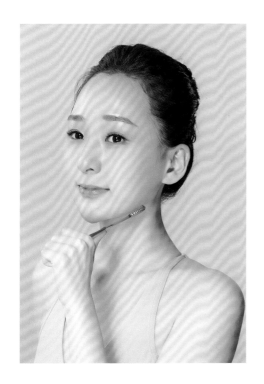

1 用牙刷沿着下颌线从下颌向耳朵方向边旋转边按摩。左右各做10秒。

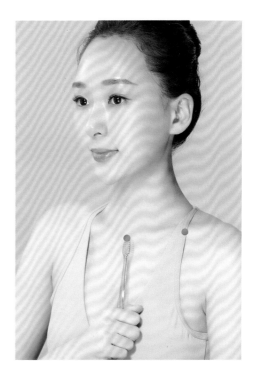

2 用牙刷旋转着按摩锁骨中间的位置。锁骨两边最外侧的点也要按摩到。左右各做10秒。

舒散下颌肌肉

下颌包含面部肌肉和颈部肌肉,因此颌骨上下的肌肉都要进行舒散才能使下巴变瘦。下巴的深层肌肉要在口内进行舒散才有效。

5次 × 3组

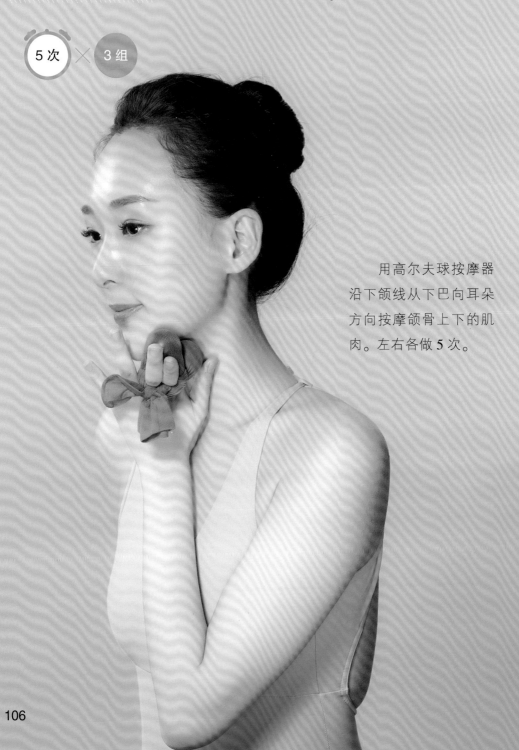

用高尔夫球按摩器沿下颌线从下巴向耳朵方向按摩颌骨上下的肌肉。左右各做 5 次。

去除棱角，塑造柔和的下颌线

下颌角肥大是由于下颌骨塌陷或下垂。不同于其他骨骼，下颌骨是挂在面部肌肉咀嚼肌之上的，并不贴合在肌肉之上，因此容易塌陷或下垂。

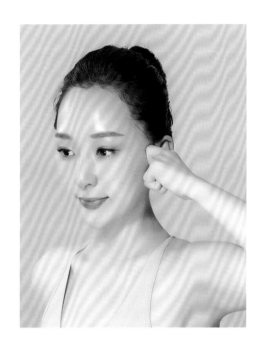

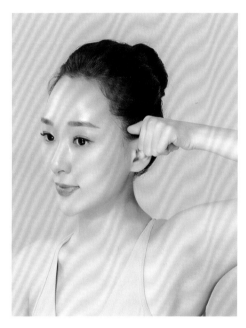

1 连接颧骨与下巴的肌肉是咀嚼肌。食指关节呈直角揉搓咀嚼肌。左右各做 10 秒。

2 耳朵上方贝壳形状的肌肉是颞肌。用拇指关节上下揉搓耳朵上方。左右各做 10 秒。

提升面部肌肉，使下颌线上提，舒散颈部肌肉防止其下垂，使有棱角的下颌线变柔和。

3 组

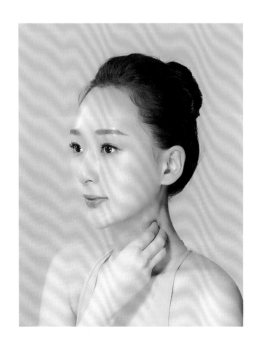

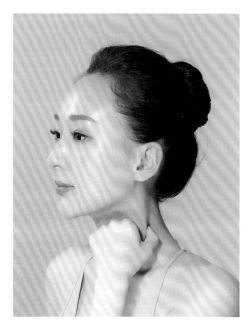

3 抓住位于颈椎旁边的深层肌肉斜角肌，向肩部推。左右各做 10 秒。

4 耳后与颈部前侧之间倾斜连接的肌肉是胸锁乳突肌。用拇指和食指紧紧抓住其进行拉扯，使僵硬的肌肉得到放松。左右各做 30 秒。

手指与肩部的骨骼、肌肉和神经相连,若手指僵硬,肩部以上的面部也会受到影响,眼部皮肤塌陷失去弹性。请轻柔地舒散手指关节。

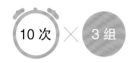

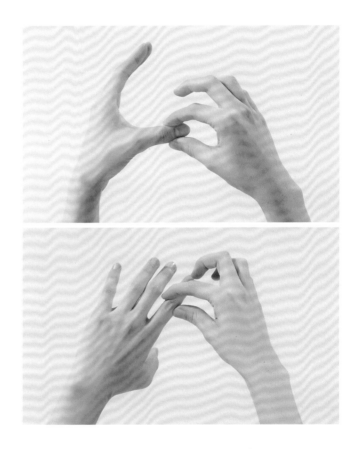

捏住拇指关节,朝着食指方向转动 10 次。这时,被捏住的拇指要完全放松。接着,捏住食指关节朝拇指方向旋转 10 次,中指、无名指和小指也用同样方法各旋转 10 次。

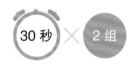

舒散手臂肌肉

手臂肌肉僵硬时,颌骨部分被向下拉扯。请舒散手臂肌肉,使肩部和下巴放松。

（30秒）× 2组

抓住门把手或柱子，轻微抬起手臂让其完全伸展，轻轻地拉着门把手或柱子，维持30秒以上。反方向也重复相同的动作。

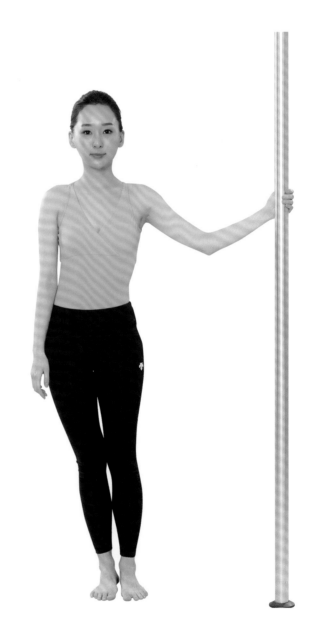

修饰颈部线条

舒散颈部肌肉

将粗短的颈部肌肉拉长,使颈部变得纤细,颈部线条自然显现。请前后转动颈部放松肌筋膜,让淋巴结不再受到肌肉的压迫,使代谢废物排出体外。

3 组

1 用双手按住锁骨,防止锁骨肌肉被向上带走,倾斜头部使颈部拉长。左右各做 15 秒。

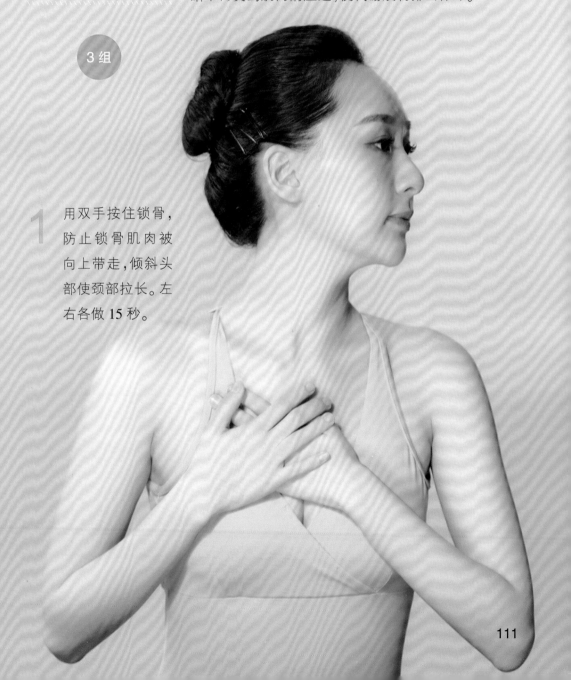

111

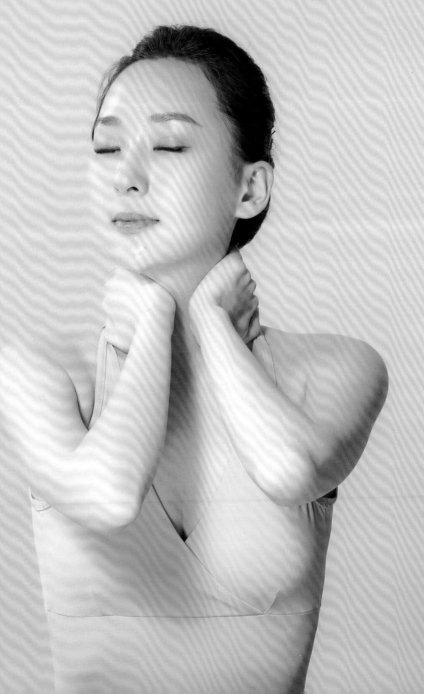

2 双手握住颈部两侧,轻按的同时转向一侧,保持 15 秒。反方向也重复相同的动作。

3 耳后与颈部前侧之间倾斜连接的肌肉是胸锁乳突肌。用拇指和食指紧紧抓住此处进行拉扯。左右各做 30 秒。

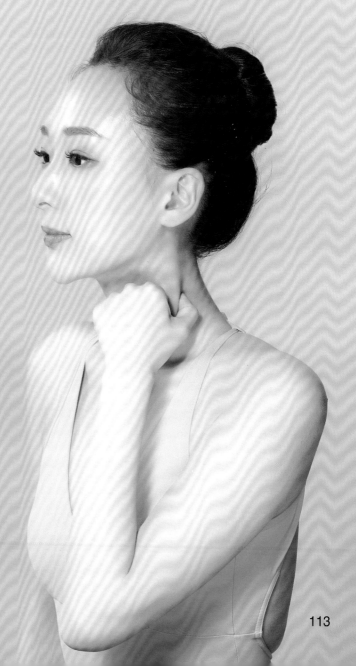

TIP

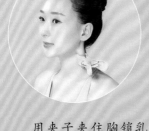

用夹子夹住胸锁乳突肌 5 分钟可以获得相同的效果。

113

舒散颈椎

颈椎僵硬可导致淋巴堵塞,造成背部僵硬。请舒散颈椎来改善淋巴循环。

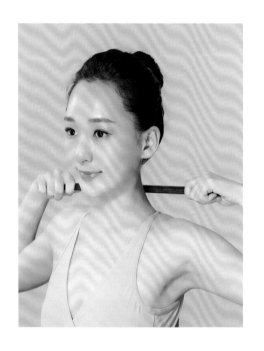

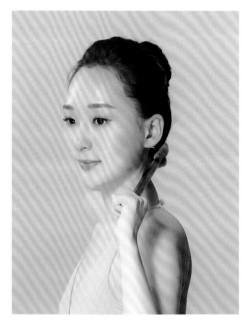

1 横握住短棒，将短棒从颈椎最上端开始向下一节节依次按摩。使肌肉完全放松。

2 颈椎两侧也用同样方法进行按摩,舒散粘连在骨骼上的肌肉。

去除难看的颈纹

舒散颈部肌肉

前后拉伸颈部可以使颈部肌肉和肌筋膜得到舒散,起到展平皱纹的效果。请前后转动颈部,舒散颈部肌筋膜;按压淋巴结,舒散肌肉;排出代谢废物。

3 组

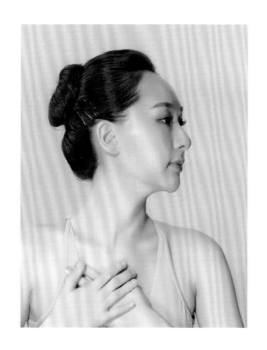

1 用双手按住锁骨,防止锁骨肌肉被向上带走,倾斜头部以拉长颈部。左右各做 15 秒。

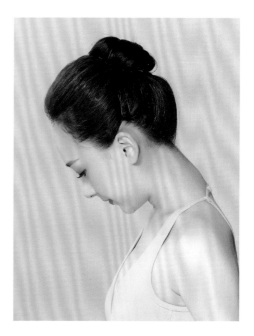

2 向前低下头,保持 10 秒,拉伸后颈部。

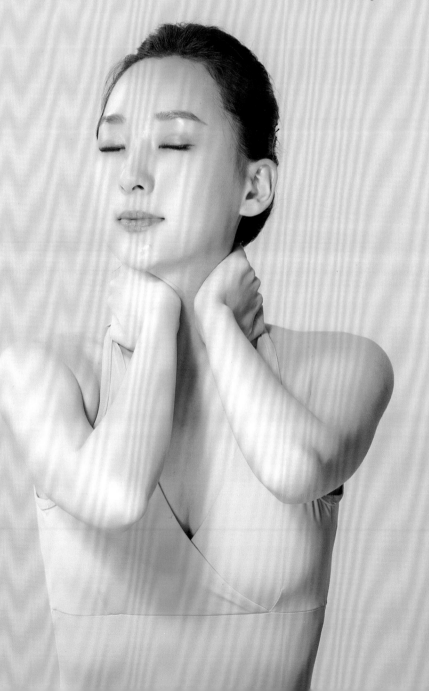

3 双手握住颈部两侧，轻按的同时转向一侧，保持 15 秒。反方向也重复相同的动作。

护理好淋巴结，让面部容光焕发

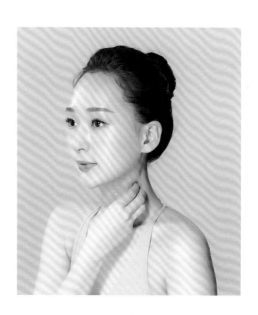

舒散颈部肌肉

手指并拢，用力按压食管和气道内侧的颈长肌，并向外侧推动，使僵硬的肌肉得到放松。左右各做5秒。

➡ 颈长肌内受到压迫的淋巴管变通畅，淋巴循环得到改善。由于颈长肌隐藏在非常深的位置，并不容易进行舒散。用四指深深地按下去，抓住颈长肌进行拉扯。

面部周围的淋巴循环不畅时，面部水肿、脸色变差。舒散那些阻碍淋巴循环的肌肉和骨骼，使淋巴循环恢复正常。与面部肌肉相连的耳朵也要一起进行舒散。

舒散耳朵

将食指放入耳孔抓住耳朵，斜向上提起并向外拉。左右做各 15 秒。

➡ 舒散僵硬的面部肌肉，使压迫颌下淋巴结的骨骼和侧面头骨得到放松，淋巴循环变通畅。

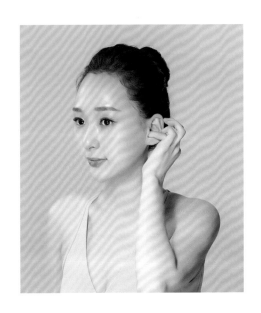

TIP

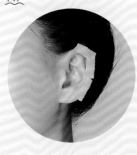

将伊利石顺着两侧耳郭贴在前、后边缘处半天的时间，可以改善面部血液的循环。

➡ 耳郭映射着肩部和颈部。刺激此处可以使僵硬的肩部和颈部得到舒散，改善淋巴循环。

✳ 治愈和修复全身

消除疲劳、不适和
疼痛的按摩法

被慢性疲劳折磨时

丹田呼吸

肺功能提升时，呼吸顺畅，大脑供氧也得到改善，疲劳得到解除。将气汇聚于丹田进行呼吸对肺部有好处。

半跏趺坐(译者注：俗称单盘坐)姿势坐下，精神集中，将气汇聚于丹田，慢慢呼吸。保持5~10分钟。

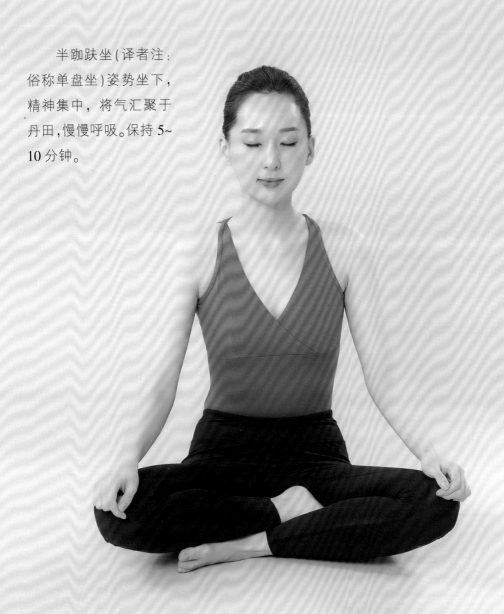

舒散肩部

微驼的姿势会压迫脏器，使疲劳难以消除，长此以往会发展为慢性疲劳。保持端正的姿势非常重要，将肩部向后拉伸可以放松所有的脏器，改善淋巴循环。

坐在椅子中间，抓住扶手的后端，身体向前拉伸，肩部向后送。保持30秒。

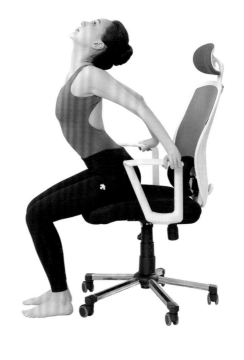

舒散后颈部

疲劳累积时，后颈部和后脑交界处的后头部会变得僵硬，后脑会出现拉扯痛。舒散此部位可以改善脑脊液的流动，使身体更轻盈，头脑更清楚。

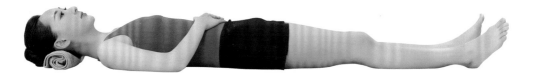

将毛巾卷起来放在枕骨部，平躺保持20分钟。

被精神压力导致的消化不良困扰时

`,,,,,,,,,,,,,,,,,,,,,,,,,,,,,,,,,,,`

舒散胃和肠

`,,,,,,,,,,,,,,,,,,,,,,,,,,,,,,,,,,,`

通过压迫胃和肠，紧张的胃会变松弛，促进肠的运动。俯卧在圆而硬的小足球上，直接压迫大肠和小肠可以取得明显的舒散效果。

3 组

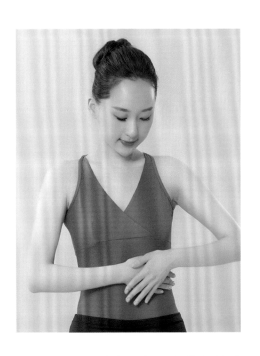

1 双手叠放在胃部所在的左侧肋骨下方，轻轻按压保持 10 分钟。

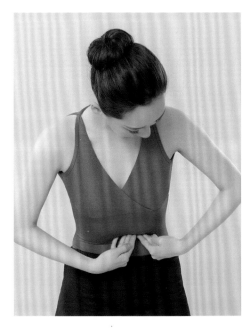

2 身体放松，上身前屈，双手指尖深插于左侧肋骨，用力按压 10 秒。

<u>TIP</u>

如果没有小足球，
可以用半球形的瓢或碗
来代替。

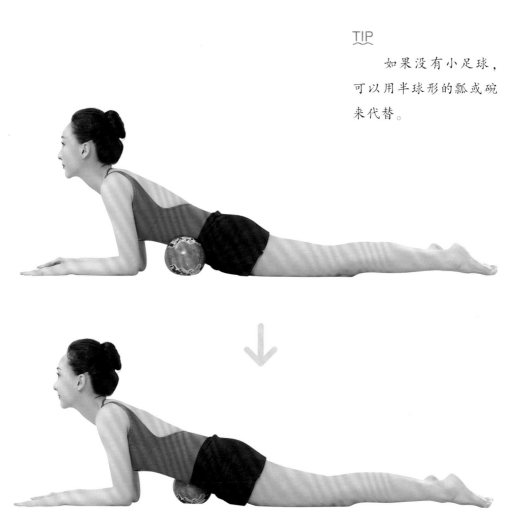

3 俯卧，将小足球贴在腹部下。以肚脐为中心，从右侧向上、向左、向下，用球压迫腹部，画出"C"字形。

打通胃部经络

很多大腿粗且僵硬的人胃都不好。这是因为胃部经络从大腿前侧经过。拉伸大腿、舒散肌肉可以打通胃部经络,有助于消化。

3 组

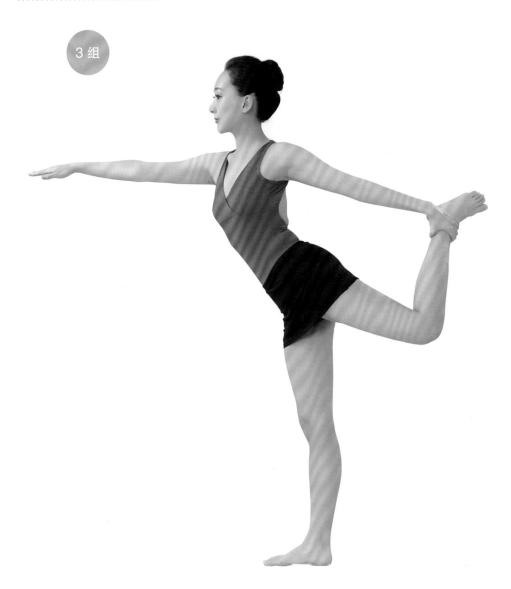

1 左手抓住同侧的脚踝向后推,维持 10 秒。此时,右手要向前伸直。注意上身不要转动。另一侧也重复相同的动作。

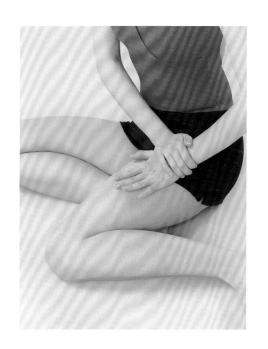
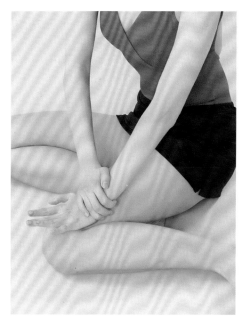

2 手掌上涂少许面霜，左手掌骨下端放在大腿最上端处，用右手抓住左手手腕。

3 力量施加在左手上,尽可能慢地揉搓至大腿底部。与大腿接触的手要放松。另一侧也重复相同的动作。

眼睛干涩模糊时

舒散眼部

用温热的手掌按压眼球可以使眼球更灵活,血液循环更通畅,从而消除眼部疲劳。动眼肌与眼球是相连的,向外推动并舒散动眼肌,眼睛会变轻盈,视野会更清晰。闲暇时做眼球运动对眼部有好处。

3 组

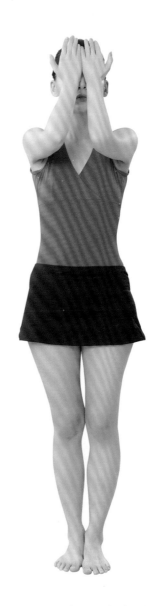

1 把双手搓热,用手掌下端轻轻按压双眼,随着眼球的转动左右轻轻移动手掌位置继续按压。做5次。

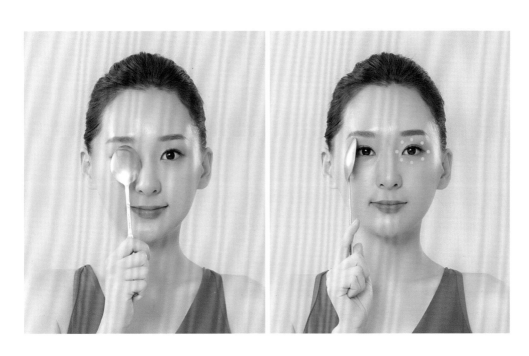

2 将勺子边缘置于眼部周围骨骼的内侧,向外刮。轻握勺子,不要太过用力。共 8 个方向,每个方向做 18 秒,另一侧眼睛也重复相同的动作。

肩部僵硬时

舒散肩部肌肉

轻柔地放松颈部到肩部的肌肉。压迫或揉捏发僵的肌肉时不要用力过大,否则可能使肌肉变得更加僵硬。

3 组

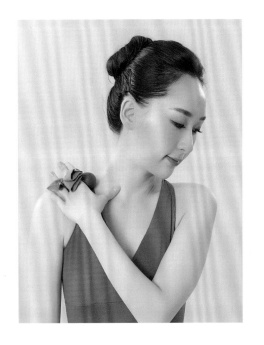

1 用高尔夫球按摩器从耳朵到肩部旋转着按摩。左右各做 5 次。

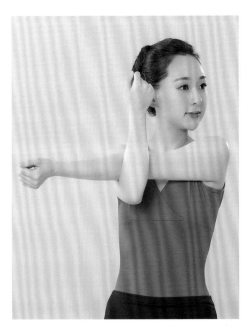

2 左手手臂向反方向水平伸直,用右手手臂竖直托起左臂肘部并牵拉。头部向左侧转动,保持10 秒。另一侧也重复相同的动作。

舒散后颈部

按压后脑的下端可以舒散头盖骨和颈骨,使颈部和肩部感到舒适。脑脊液的流动得到改善,即使在颈部有疼痛症状时也能见效。

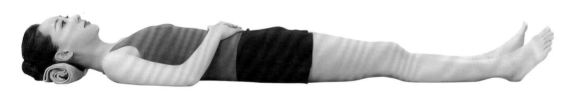

将毛巾卷起来放在枕骨部,平躺保持20分钟。

乌龟颈引发头痛时

拉伸后颈部

乌龟颈会导致流经颈部的血管受到压迫，血液无法向上流到头部，从而引发头痛症状。拉伸变短的后颈部肌肉、舒散深层肌肉可以使血管受迫的肌肉变柔软，血液循环变流畅。

3 组

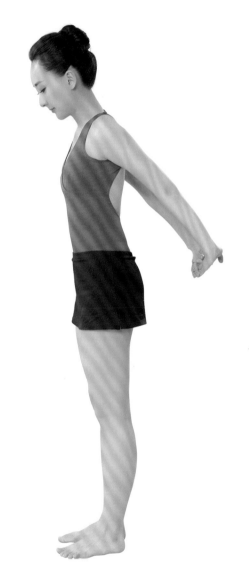

1 双手交叉放到身后，手掌朝外，手臂伸直，头部下垂，保持 10 秒。

<u>TIP</u>

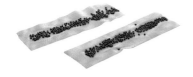

从枕骨末端到后颈部贴上锗肌肉贴，能够有效缓和神经受到压迫所引发的疼痛。

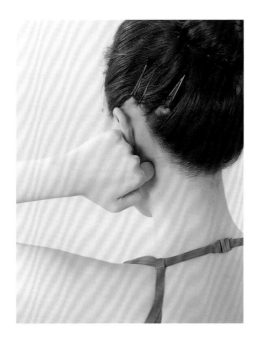

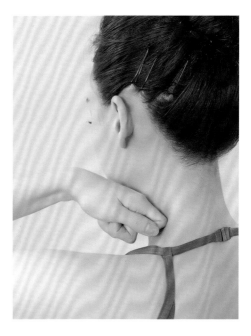

2 枕骨两侧的末端有一凹陷处，握拳做深挖状按摩此处 10 秒。

3 一点点向下移动位置，继续用相同方式进行按摩。另一侧也重复相同的动作。

背部僵硬发紧时

舒散背部和
胸部肌肉

只舒散背部而胸部肌肉收缩的话,背部很容易变僵硬。背部肌肉和胸部肌肉要同时进行舒散。舒散深层肌肉才能有效果。

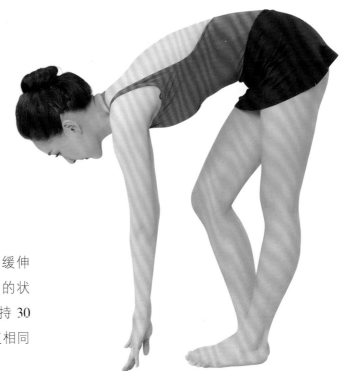

1 双脚并拢,左腿缓缓伸直,右腿保持弯曲的状态,上身前屈保持30秒。另一侧也重复相同的动作。

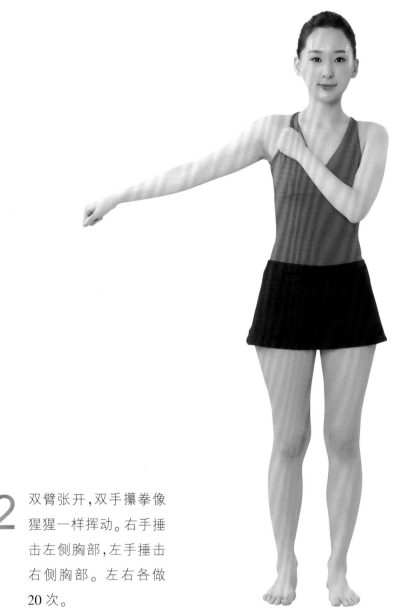

2 双臂张开,双手攥拳像
猩猩一样挥动。右手捶
击左侧胸部,左手捶击
右侧胸部。左右各做
20次。

加强背部肌肉力量

背部肌肉僵硬会带来疼痛,但过度松弛同样会有胀痛的感觉。增强肌肉力量可以消除疼痛,防止身体变僵硬。

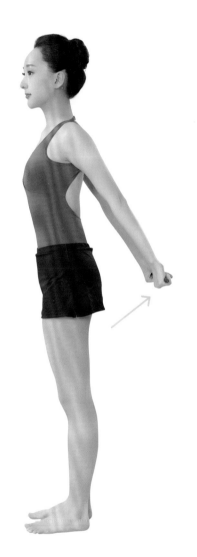

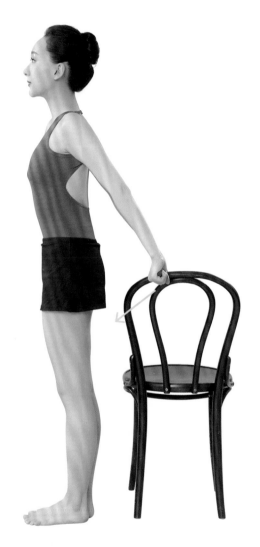

1 背部和腰部挺直,手心向后握住短棒,手臂向后伸。保持 10 秒。

2 用椅子或桌子固定住短棒不让其向下移动,握住短棒向下用力。保持 10 秒。

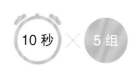

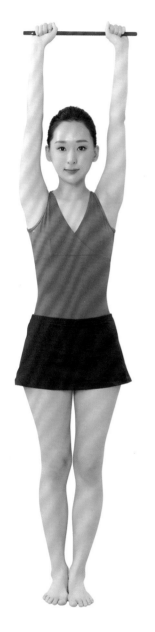

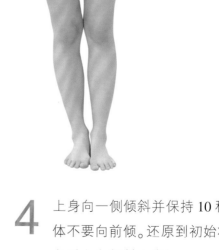

3 手握短棒，双手与肩同宽，缓缓举起双臂。

4 上身向一侧倾斜并保持 10 秒。注意身体不要向前倾。还原到初始状态后，再向反方向倾斜上身。

135

双腿像灌了铅一样沉重时

舒散腹股沟

3 组

腹股沟的鼠蹊部淋巴堵塞会导致腿部水肿发沉。向下流动的代谢废物需要重新向上流动到腹股沟部位，然后排出体外，改善鼠蹊部淋巴的循环，可以使鼠蹊部韧带、耻骨得到舒散，腿部变得轻盈，小腿水肿也会消退。

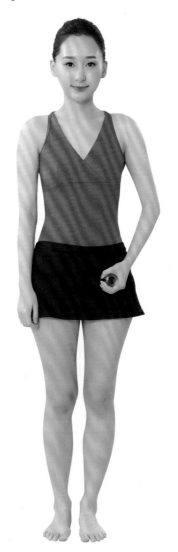

1 用杯子边缘敲打腹股沟部位，由外向内一边慢慢移动一边敲打。左右各做 5 次。

2 俯卧，将网球放在腹股沟部位来回滚动。左右各做 15 秒。

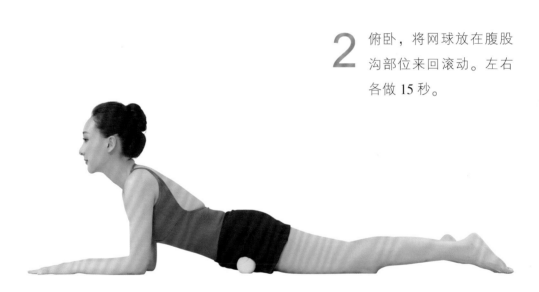

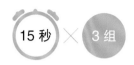

舒散脚踝肌肉

脚踝不仅后侧有肌肉，前侧也聚集着大量肌肉。若这个部位僵硬，很容易造成局部水肿，还会导致代谢废物不能排出，血液和淋巴循环不畅。

15 秒 × 3 组

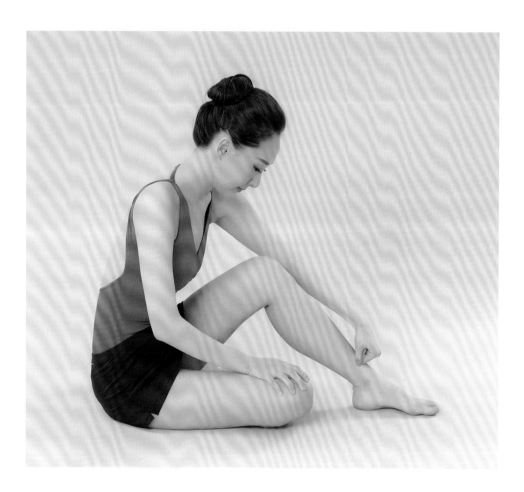

用手指关节深深地刮脚踝前侧的肌肉 15 秒，使深层肌肉得到舒散。

舒散脚底

全身疲劳、脏器疲乏时腿部最先出现水肿的症状。脚底聚集着全身的穴位，刺激这些穴位有助于淋巴液的流动和体力的恢复。

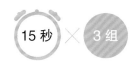

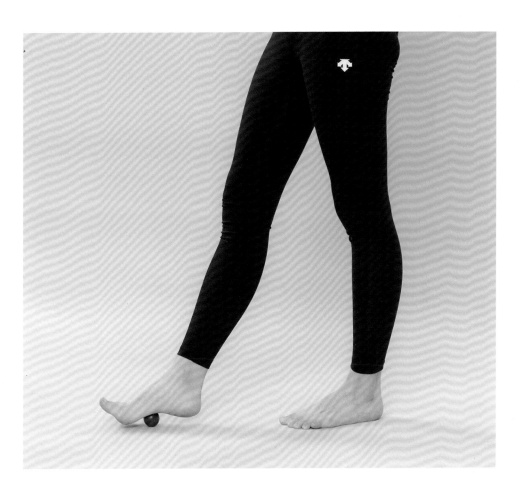

用脚掌滚动高尔夫球，轻柔地按摩脚底。左右各做 15 秒。

手脚冰凉时

放松手指关节

3 组

血液循环不畅的时候,血液无法流到手指和脚趾的末端,手脚会发凉。旋转手指关节能够改善血液和淋巴液的流动,手脚马上变暖。

1 捏住拇指关节,朝着食指方向转动10次。这时,被捏住的拇指要完全放松。接着,捏住食指关节朝拇指方向旋转10次,中指、无名指和小指也用同样方法各旋转10次。脚趾也用同样的方法进行放松。

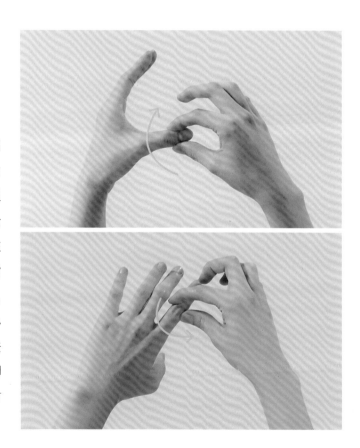

伊利石可以吸收代谢废物、释放红外线，起到放松肌肉、排毒的作用。

2 指甲根部有一条线，找到这条线下面一点的位置，用粘有伊利石的胶布裹住 10 根手指的这个位置，包裹半天的时间。

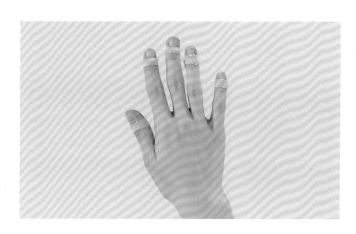

3 按照 2 中所示方法裹住脚趾。

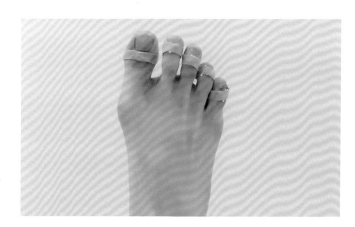

被便秘折磨时

舒散大肠和小肠

肠蠕动减少会引起便秘。通过按压大肠和小肠来促进肠蠕动。

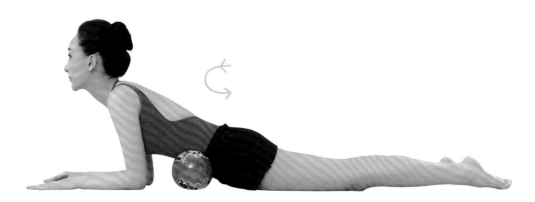

1 俯卧,将小足球贴在腹部。以肚脐为中心,从右侧向上、向左、向下,用球压迫大肠,画出"C"字形。

142

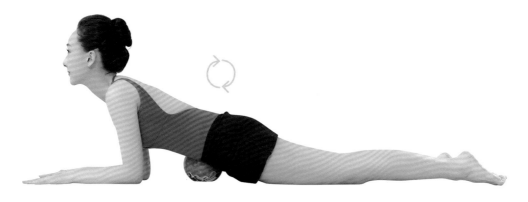

2 俯卧，将小足球放在肚脐处沿顺时针方向慢慢转动球来压
迫小肠。

边睡边瘦的睡眠淋巴疗法

**舒散
后颈部**

将毛巾卷起来放在枕骨部,平躺保持 20 分钟。

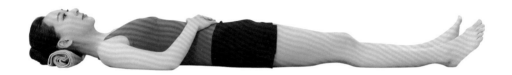

➡ 脑脊液的循环变流畅,骨骼变柔软,周围肌肉得到舒散。

**舒散
骨盆**

平躺,手肘放在地面上,用掌骨底部将骨盆从两侧向内聚拢。保持 20 秒。

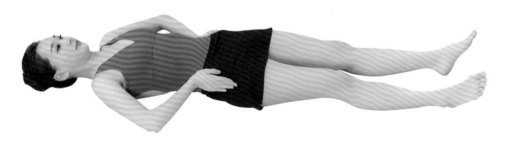

➡ 可放松骶骨和尾骨。沿着脊柱流动的脑脊液变得顺畅,脊柱及周围神经、肌肉得到舒散,腹股沟的鼠蹊部淋巴结也被打通。

只有肌肉和骨骼的运动性得到加强，淋巴和各组织的运动性才能得到改善。下面介绍一下在床上也能简易操作的放松方法，睡觉时就可以放松肌肉，使淋巴液的流动变通畅。

舒散
脏器

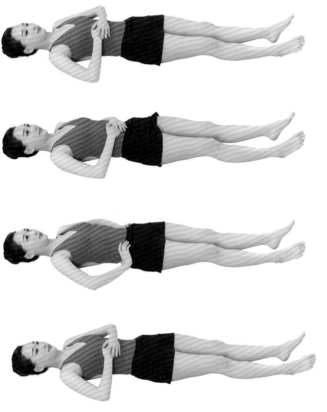

1 仰卧，用双手轻轻按住胃部所在的左侧肋骨下方，保持 2~3 分钟。

2 用力按住肚脐下方的丹田部位，保持 2~3 分钟。

3 双手握住大肠所在的腰部两侧，用力向肚脐的方向推，保持 2~3 分钟。

4 用双手轻轻按住肝部所在的右侧肋骨下方，保持 2~3 分钟。

➡ 随着胃部、小肠和大肠蠕动的加强，胃部的淋巴液流动得到改善。舒散肝部以后，肝部周围经络和肌肉变松弛，全身肌肉都得到放松，淋巴液的整体流动得到改善。

PART

4

✳ **获得身心健康**

不用服药便能平
稳身心的淋巴循
环运动

阵发性的神经性头痛

舒散头盖骨

头盖骨发僵受到压迫时,压力会向上传递引发头痛。轻柔地刺激僵硬的头部使其松弛下来,头痛会逐渐消退。

1分钟

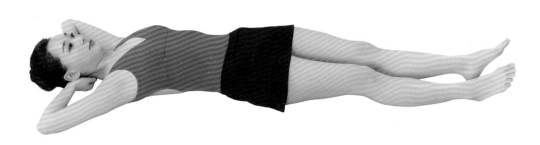

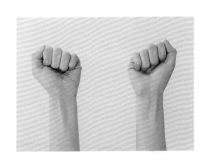

轻轻握拳,手指关节垫在后脑部位平躺。保持1分钟。

舒散打通血管

被偏头痛困扰时，请舒散耳朵上方的颞肌，打通受压迫的血管。疼痛症状随之减轻，感觉头部变轻盈了。

15 秒 × 3 组

耳朵上方贝壳形状的肌肉就是颞肌。用拇指关节上下揉搓颞肌。左右各做 15 秒。

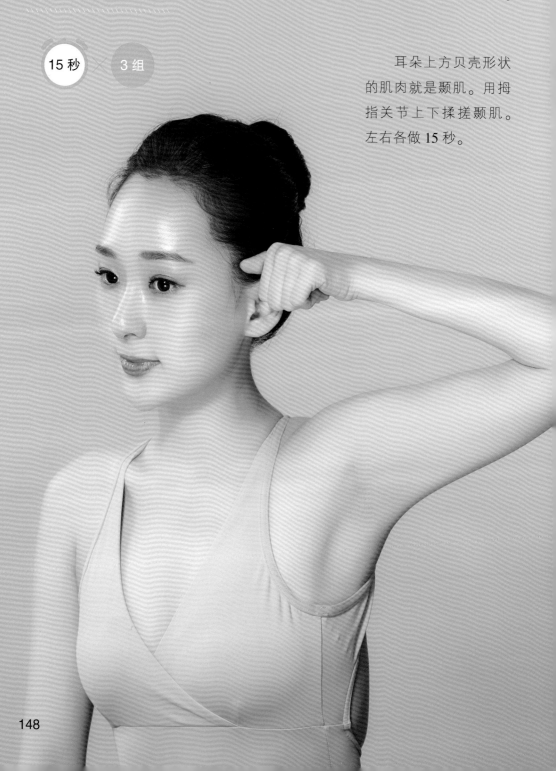

每个月折磨人的生理痛

生理痛是由卵巢和子宫功能下降引起的激素失衡。舒散卵巢使激素维持平衡，生理痛症状减轻。生理期时出现的胸痛症状也是由于卵巢和子宫的激素失衡，舒散卵巢和子宫可以消除胸痛症状。

2分钟

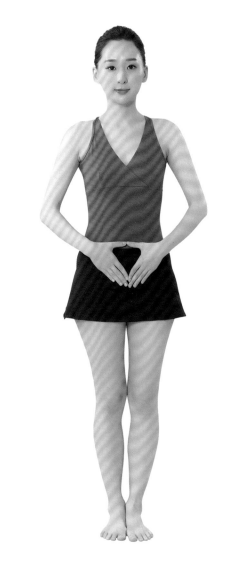

1 双手拇指放在肚脐处,与食指拼成三角形。

149

尝试着按压胸部寻找痛点，用手指轻按痛处后再舒散卵巢，可以消除伴随生理痛出现的胸痛症状。

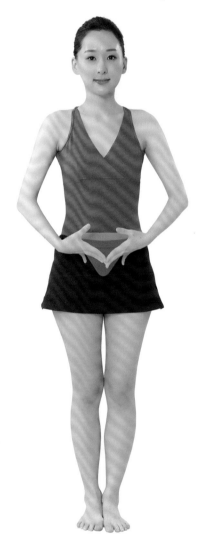

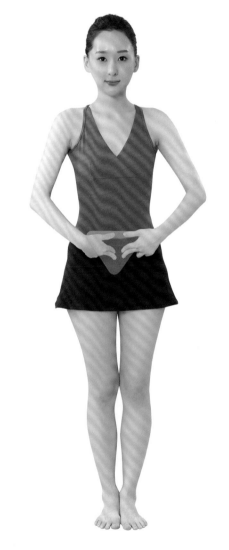

2 摆出三角形后，小指末端触及的位置就是卵巢所在的位置。双手叠放慢慢地按压此处，按一下松一下。做 2 分钟。

3 摆出三角形后，食指末端触及的位置就是子宫所在的位置。双手叠放慢慢地按压此处，按一下松一下。做 2 分钟。

腰痛发沉

舒散小肠

10次

小肠不通畅时,腰部受到压迫诱发腰痛症状。舒散小肠可以使腰部变轻松,疼痛症状自然消失。

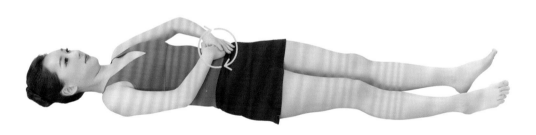

平躺,双手叠放在肚脐处,轻轻向下按压,一边保持按压的力度一边向右按顺时针画圈。画 10 圈后再向左按逆时针画 10 圈。

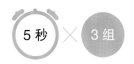

指压按摩足部

脚上有对应腰部的穴位,刺激此处可以使腰部更轻松。

5 秒 × 3 组

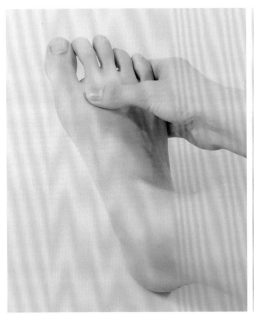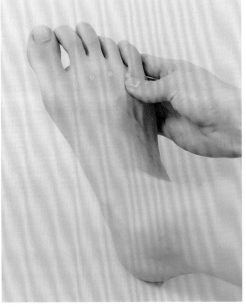

脚趾之间向脚背方向移动一点,脚趾骨之间凹陷的末端位置即是腰部的投影。用拇指用力按压图中所示的4个点,每个点按压5秒。另一只脚也要进行按压。

舒散背部肌肉

腰部肌肉力量下降时,一旦用力过猛就会诱发疼痛。通过"坐下–起身"的练习可以增强脊柱和腰部的肌肉力量,改善腰部疼痛症状。

10 次

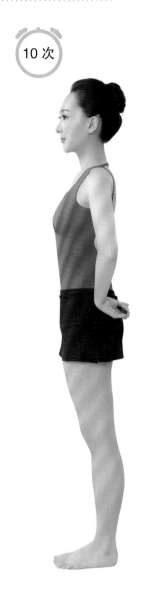

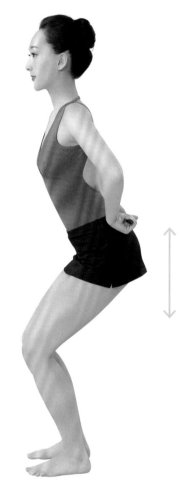

1 挺直腰部,将短棒贴在骶骨之上。

2 向下坐,使大腿与膝盖保持水平,然后起身。注意膝盖不要超出脚尖。做 10 次。

舒散骶骨

15次

髋关节疼痛多是由周围骨骼僵硬引起。髋关节与后面的骶骨相连，一处僵硬，其余骨骼也会出现僵硬不通的症状。

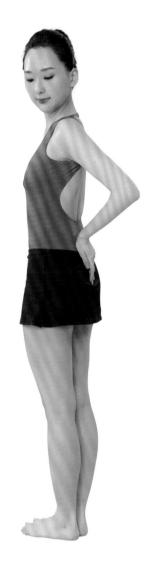

尾骨上方的三角形骨骼是骶骨。手指并拢敲打骶骨15下。

髋关节酸痛

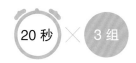

舒散骨盆

髋关节酸痛不适时,僵硬的骨骼会导致周围淋巴循环不畅。聚拢骨盆并舒散骶骨和耻骨,髋关节也可变柔韧,淋巴循环得到改善。

20秒 × 3组

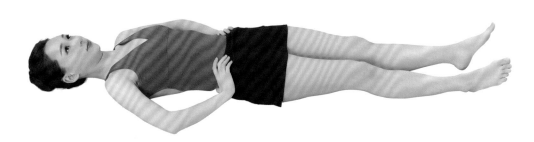

平躺,手肘放在地面上,用掌骨底部将骨盆从两侧向内轻轻聚拢。保持20秒。

膝关节酸痛

舒散膝盖
周围肌肉

膝盖疼痛时,舒散膝盖后侧肌肉附近的淋巴结可以使疼痛症状快速消失。

3 组

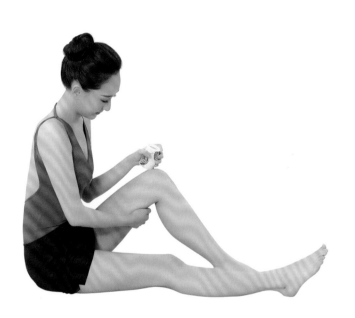

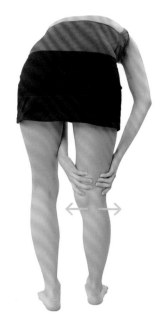

1 用杯子边缘搓按膝盖周围肌肉,使僵硬的肌肉得到放松,做 1 分钟。另一侧也重复相同的动作。

2 膝盖后侧 3 条纵向延伸的坚韧肌肉就是腿筋。双手握住腿部,将腿筋向两侧扒。左右各做 5 次。

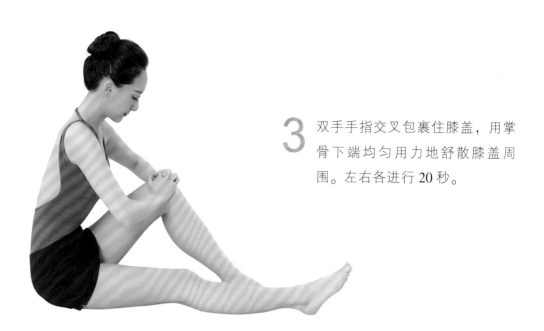

3 双手手指交叉包裹住膝盖，用掌骨下端均匀用力地舒散膝盖周围。左右各进行 20 秒。

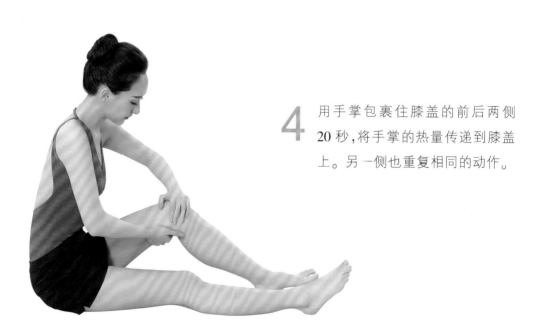

4 用手掌包裹住膝盖的前后两侧 20 秒，将手掌的热量传递到膝盖上。另一侧也重复相同的动作。

腿部的神经、肌肉与膝盖和脚踝相连,因此,膝盖会受到脚踝的影响。膝盖部位的疼痛需要舒散脚踝部位才能解除。舒散脚踝后,膝盖才有力量,疼痛症状也会消失。

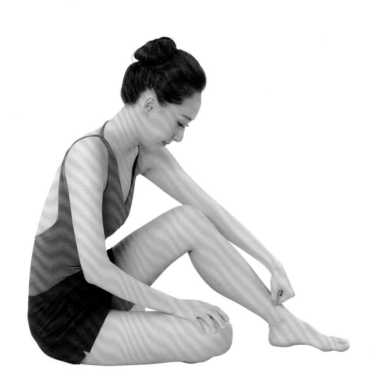

用拳头按压脚踝前侧,使僵硬的脚踝肌肉得到放松,按压整个脚踝前侧。左右各做 30 秒。

脚踝疼痛无力

舒散足部肌肉

强化足部两侧的肌肉可以消除疼痛,也能避免日常生活中出现的习惯性脚扭伤的情况。

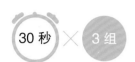

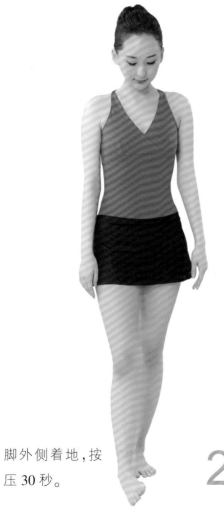

1 脚外侧着地,按压 30 秒。

2 脚内侧同样按压 30 秒。

舒散脚踝部位肌肉

脚踝前侧聚集着很多的肌肉,请用力舒散这里的肌肉。脚后侧也连接着肌肉,舒散脚后跟可以起到强化脚踝的作用。

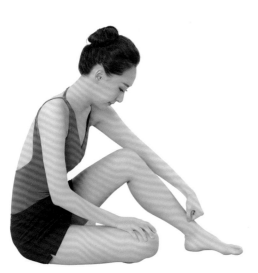

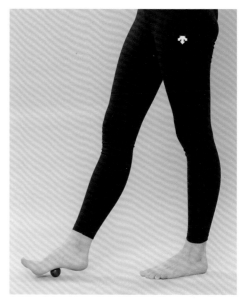

1 手握拳压迫脚踝前侧的肌肉,做深挖状舒散深层肌肉。左右各做 30 秒。

2 将高尔夫球放在地上,脚后跟用力滚动球按摩整个脚掌。左右各做 20 秒。

难熬的忧郁症状

松弛头盖骨可以使淋巴循环变通畅，心情变平和。请舒散整个头皮部分。

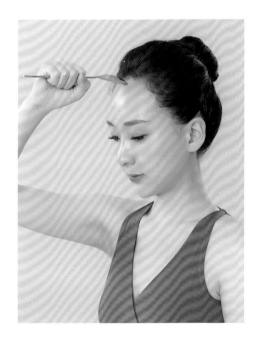

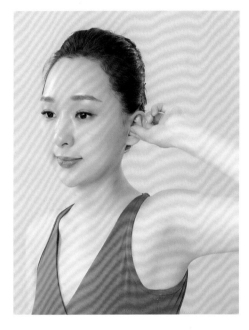

1 用勺子边缘摩擦整个头皮，舒散头盖骨。

2 将食指放入耳孔抓住耳朵，斜向上提起并向外拉，保持 30 秒。另一侧也重复相同的动作。

活动眼球能促进脑脊液的流动,使整个头盖骨得到放松。另外,活动眼球还能起到愉悦心情的作用。

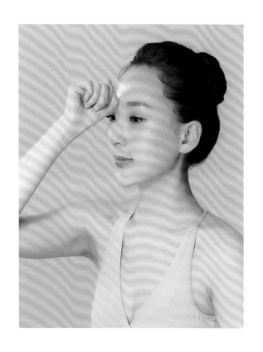

1 握拳,竖起拇指关节放在眉头处,用力按压。左右各 15 秒。

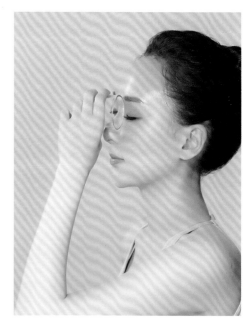

2 用杯子边缘旋转着按摩眼部周围的皮肤,排出代谢废物。左右各做 5 次。

辗转反侧的失眠症状

舒散头盖骨

头盖骨受到压迫会导致失眠。轻柔地舒散头盖骨，可以使沿脊柱流动到骶骨的脑脊液更加畅通，不知不觉间有了睡意。

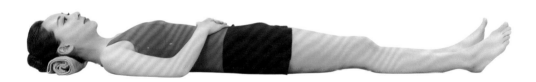

将毛巾卷起来放在枕骨部，平躺保持 20 分钟。

舒散骨盆和小肠

舒散骨盆和小肠,睡意自然袭来。使全身松弛才能引来睡意。请保持心情平和,舒散骨盆和脏器。

1 平躺,手肘放在地面上,用掌骨底部将骨盆从两侧向内聚拢。保持 10 秒。

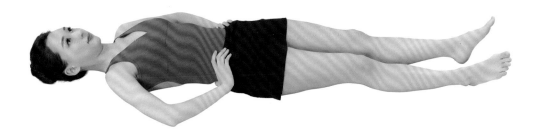

2 平躺,双手叠放在肚脐处,轻轻按下去,一边保持按压的力度一边向右侧画小圈。画 10 圈后再向左侧画 10 圈。

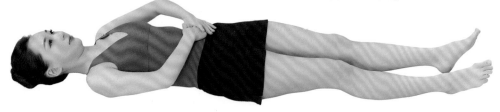

配合淋巴循环动作一起做，
可增强瘦身效果的肌肉运动

**加强背部
肌肉力量**

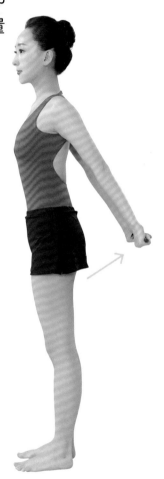

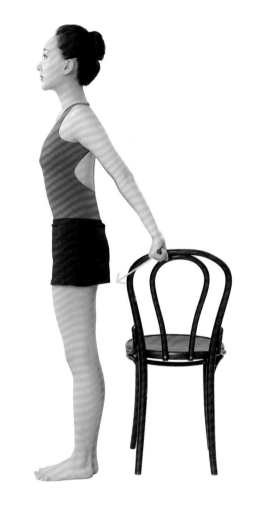

1 背部和腰部挺直，手心向后握住短棒，手臂向后伸。保持 10 秒。

2 用椅子或桌子固定住短棒不让其向下移动，握住短棒向下用力。保持 5 秒。

➡ 脊柱肌肉力量加强，姿态变端正。

肌肉力量不足时,淋巴液无法正常流动。特别是背部和腹部的肌肉力量不足时,人会出现弯腰驼背,这种体态不利于脏器的淋巴循环。淋巴循环运动配合肌肉运动一起进行会取得显著的效果。另外,运动的时候,呼吸是非常重要的。请按照一定的节奏进行深呼吸。

增强腹部
肌肉力量

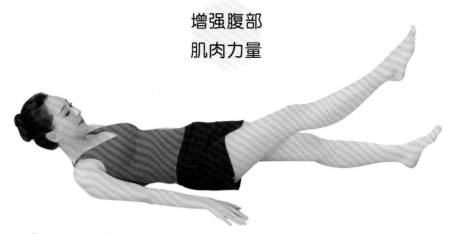

1 平躺,腿抬起与地面呈 30°~45°角后放下。重复 15 次。

➡ 因为腿部肌肉与骨盆和腹部是相连的,随着腿部肌肉运动性的改善,骨盆和腹部肌肉也得到强化,鼠蹊部淋巴的流动得到改善。

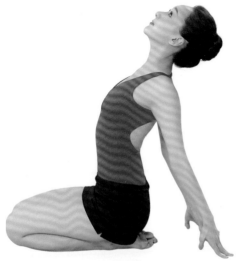

2 跪姿,上身慢慢向后仰,保持 5 秒。做 20 次。

➡ 腹部呈"11"字形延伸的肌肉是腹直肌,有力的腹直肌可以维持身体的平衡,使姿态端正。

这不仅是一本运动瘦身读物
更是您放松身心、美容健身的选择

建议配合二维码一起使用本书

TIP：本书特配有线上阅读资源

打卡 — 读者每日阅读打卡，培养良好的阅读习惯。

瑜伽音乐 — 读者可获取瑜伽音乐，舒缓心情，轻松阅读。

读者交流群 — 读者加入交流群，共同探讨淋巴循环减肥的方式方法，分享瘦身经验。

入群步骤

1 微信扫描下方二维码

2 根据兴趣，加入感兴趣的交流群

3 群内点击链接或回复关键词获取资源

领取本书学习资源
微信扫描二维码